新しいリンパ学

微小循環・免疫・腫瘍とリンパ系

著
加藤征治 大分大学名誉教授
須網博夫 テキサス大学MDアンダーソンがんセンター
アシスタントプロフェッサー

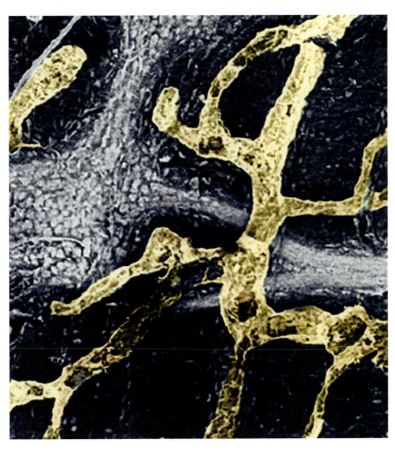

金芳堂

まえがき

　生命科学は歴史的に16世紀後半から17世紀になると，それまでの長い暗黒の時代から夜明けを迎え，医学・医療として人々の興味を起こしてきた．わが国の医学も遅れて18世紀になり，蘭学の普及とともに"解体新書"（杉田玄白著）にみられるように人体の構造と機能を探求する「解剖学」が盛んとなった．その後，欧米では循環器系（脈管系）の中心となる「血液学」が注目され急速に発展した一方で，リンパ・リンパ管系に関する研究は，長い間「血液学」の陰に隠れた状態で"空白の時代"であった．しかし，リンパ管系は血管系と共にあり，生体内の恒常性維持や免疫応答など生理的に重要な役割を担っているだけでなく，炎症や悪性腫瘍の転移などの病態にも深く関与している重要な器官系である．

　20世紀後半となって，これまでの基礎的研究を基盤として，"むくみ，リンパ浮腫"や"がんとリンパ節（がんのリンパ行性転移）"などの病態と治療が臨床面で問題とされ，リンパ・リンパ管系に関する研究はやっと「リンパ学」（Lymphology）として注目され，表舞台に出されてきた感じである．近年になってその発展と共に，従来の微小循環学（脈管学），免疫学および腫瘍学の三者を合体した『新しいリンパ学』（図）という学問体系（橋渡し，探索研究 Translational Research）が創生された．

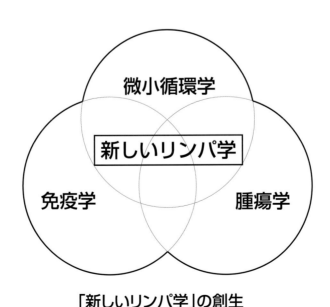

「新しいリンパ学」の創生

最近では，医学・医療系の学徒，研究者および病院・医療施設の現場で治療・看護・介護などに携わる第一線の医療従事者達にも，生体におけるリンパ系の重要性が少しずつ理解されてきており，これからはまさに"リンパの時代"と期待されている．このような状況で，リンパ浮腫の病態と治療ガイドに関してはすでに多くの著書が出版されてきている．しかし，「リンパ学」の基礎と臨床に関する学術書はほとんどみられず，それらの領域のわかりやすい参考書が必要とされている．

　上記の観点から，本書は，「リンパ学」の三つの領域，"液"（リンパ液），"管"（リンパ管），"球・集塊"（リンパ球・リンパ組織）について，「リンパって何か？」「リンパはどうして生まれ，どうして流れるか？」「もしリンパがからだの中で流れなかったらどうなるか？」「リンパとがんとの関連性は？」などいくつかの基本的な疑問点（"リンパの不思議"）について，図・表や写真を多く加えてわかりやすく解説したものである．これらのことは近年の『新しいリンパ学』においてもなおかつ大変興味深く，古くて新しい課題である．また，最近のリンパ学研究のトピックである"リンパ管の発生・新生"や"リンパ浮腫"，"がんのリンパ節転移"についても研究の最前線を詳述する．

　なお，本文中の専門用語については各項目ごとに注釈を加え，それぞれの引用文献については各章末に記載する．また，リンパ学およびその周辺の基礎医学（解剖生理学など）や臨床医学に関する医学史や医療最前線などを含めた話題を，「コラム」として加える．本書におけるリンパ系の基礎と臨床，理論と実際・手技についての解説内容は，医学・医療系の学徒や研究者達はもちろん多種の医療従事者達（リンパ浮腫治療に関わるいわゆる看護，介護，リハビリ系など）にも興味深く，話題性のあるものと思われる．加えて，近年の医療・健康ブームと相まって，医療系以外で「リンパ」に関心のある読者達にも本書を広くご活用頂ければ幸いである．

　本書の執筆に際しては，先行研究の多くの著書・論文文献（各章末）を参考にさせて頂いたことを深謝するとともに，図・表など資料提供のご協力頂いた基礎・臨床各方面の諸先生方に改めて敬意と感謝を表する．また，本書の出版にあたり，ご尽力頂きました金芳堂代表取締役市井輝和氏および同編集部各位に御礼申し上げる．

2015年1月

加藤 征治
（日本リンパ学会名誉会員）

目　次

1章｜リンパとはなに？……9
1. からだの中の水……9
2. 「リンパ」の名の由来……10
3. "白い血"……11
4. 組織液の流れとリンパの誕生……12
5. リンパと血液の違い……15
6. リンパ管系と血管系の違い……17
7. 毛細リンパ管の微細構造……18

2章｜リンパ管の発見とリンパ学……25
1. リンパ・リンパ管の観察……25
2. 胸管の発見……28
3. リンパ管学の草創期……31
4. リンパ管学研究の開花……35
5. リンパ管学研究の新しい波……37
6. 世界の「リンパ学」……38

3章｜リンパ管の観察法……41
1. リンパ管の型取り……41
2. 種々の物質の注入……43
3. リンパ管マーカー（1）酵素組織化学……49
4. リンパ管マーカー（2）免疫組織化学……53

4章｜リンパの流れの特徴……61
1. リンパ管の走行……61
2. リンパ管の集合と太さ……63
3. リンパ管のポンプ作用……65
4. 筋ポンプによるリンパの流れ……67
5. リンパの"流れ刺激"……69

5章｜リンパ管の個体発生と系統発生……71
1. 血管の発生……71
2. リンパ管の個体発生……71

3. リンパ管新生の分子機構と病態……75
　　4. リンパ管の系統発生……77
　　5. 魚類のリンパ系……78
　　6. 動物のリンパ心臓……79
　　7. 両生類・爬虫類のリンパ系……81
　　8. 鳥類のリンパ系……82

6章｜リンパ管分布の臓器特異性……85
　　1. 脈管分布の特徴……85
　　2. 体表・皮膚のリンパ管網……86
　　3. 筋膜や腱膜のリンパ管網……87
　　4. 腹膜，横隔膜，胸膜の起始リンパ管……88
　　5. 関節滑膜のリンパ吸収・分泌……93

7章｜各種臓器のリンパ管網とリンパ流……95
　　1. 心膜・心臓……95
　　2. 気道（鼻腔，喉頭，気管，肺・胸膜）……96
　　3. 口腔領域（舌，頬粘膜）……99
　　4. 歯周組織と歯髄……100
　　5. 消化管（食道，胃，小腸・大腸）……101
　　6. 胆嚢，肝臓，膵臓……105
　　7. 内分泌器（甲状腺と副腎）……109
　　8. 腎臓と尿路（尿管，膀胱，尿道）……110
　　9. 女性生殖器（卵巣・卵管，子宮，腟・腟前庭・陰核）……112
　　10. 男性生殖器（精巣，精管，前立腺，陰嚢，陰茎）……113

8章｜神経系のリンパ流……117
　　1. 脳脊髄液とリンパ……117
　　2. 神経周膜と鍼灸……120
　　3. リンパ管の神経支配……121
　　4. 眼と耳のリンパ流……122

9章｜免疫反応とリンパ系……125
　　1. ミクロの戦士・リンパ球……125
　　2. リンパ球の分化・成熟の場……127
　　3. 胸腺の誕生……129
　　4. 胸腺内のリンパ流……130
　　5. 脾臓のリンパ 構築……132
　　6. 扁桃のリンパ流……133

7. パイエル板のリンパ流……134
　　　8. 虫垂のリンパ流……135

10章 | リンパ流とリンパ節……137
　　　1. リンパ節の名称……137
　　　2. リンパ節の発生とリンパの流れ……138
　　　3. リンパの濾過と蛋白調節……140
　　　4. リンパ節の免疫反応……142

11章 | リンパ流の停滞～リンパ浮腫……145
　　　1. "むくみ"と"はれ"の違い……145
　　　2. むくみ（浮腫）の原因……146
　　　3. リンパ浮腫の種類……150
　　　4. リンパ浮腫の進行……152

12章 | リンパ浮腫の診断……155
　　　1. リンパ浮腫の症状……155
　　　2. リンパ浮腫の評価……157
　　　3. リンパ管・リンパ節の画像観察……157

13章 | リンパ浮腫の治療……165
　　　1. 保存的治療法……165
　　　2. 外科的治療法……171
　　　3. その他の新しい治療法……174
　　　4. リンパ浮腫診療・治療の実態……175
　　　5. リンパ浮腫治療の新しい展開……177

14章 | がんとリンパ系……179
　　　1. がんとリンパ管……179
　　　2. 腹腔におけるがん転移……182
　　　3. がんの転移とリンパ節……184
　　　4. センチネルリンパ節の検出……187
　　　5. センチネルリンパ節の概念……188
　　　6. センチネルリンパ節とがん治療……190

コラム

- 1-1　リンパ管の国際解剖学用語……11
- 1-2　理髪店の店頭の「赤・青・白」の看板は『動脈・リンパ・静脈』を示す……12
- 1-3　毛細リンパ管の呼び名……23

- 2-1　『解体新書』の誕生秘話……33

- 4-1　宮殿を守る近衛兵の行進……69

- 5-1　実験動物ゼブラフィッシュ……79

- 6-1　皮膚を走るリンパ管の呼び名……87

- 7-1　陰嚢水腫……114

- 9-1　リンパ球の謎……127
- 9-2　免疫の主役「胸腺」……129
- 9-3　免疫と関係する亜鉛(Zn)……135

- 10-1　リンパ球の再循環……142
- 10-2　人工リンパ節……143

- 11-1　リンパ管腫とリンパ腫……152

- 13-1　リンパドレナージ療法……168
- 13-2　浮腫防止のゲートル……171
- 13-3　誤引用されたチャールズ手術……174

- 14-1　「がん」(「ガン」)と「癌」の名の起こり……182
- 14-2　へそとがん転移の関係……184

カラー口絵

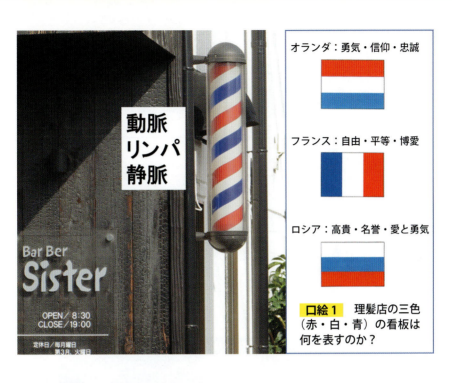

口絵1 理髪店の三色（赤・白・青）の看板は何を表すのか？

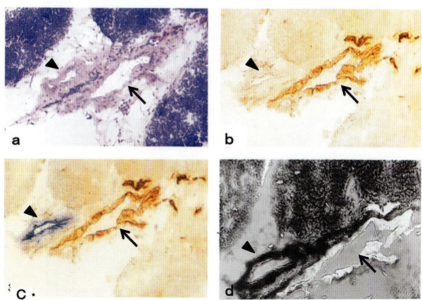

口絵2 組織内のリンパ管の酵素組織化学的描出（マウス胸腺の連続切片）[14]
a：ヘマトキシリン・エオシン一般染色，b：5′-Nase 酵素染色，c：5′-Nase － ALPase 酵素二重染色，d：5′-NaseSEM 反射電子像．矢印：リンパ管，矢頭：血管

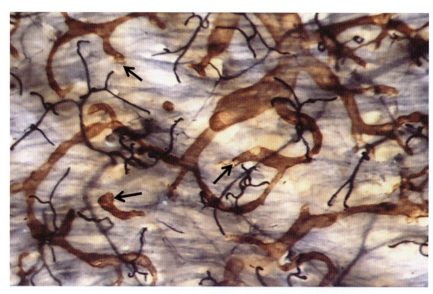

口絵 3 小腸壁のリンパ管(太い管:5'-Nase陽性, 矢印:起始部)と血管
(細い管:ALPase陽性)(サル腸管の伸展全載試料の酵素二重染色)

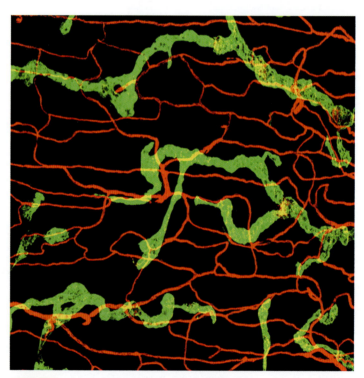

口絵 4 リンパ管(LYVE-1, 緑)と血管(CD31, 赤)の免疫染色
(マウス直腸の伸展全載標本)

(弘前大学医学部 下田浩先生提供)

カラー口絵 3

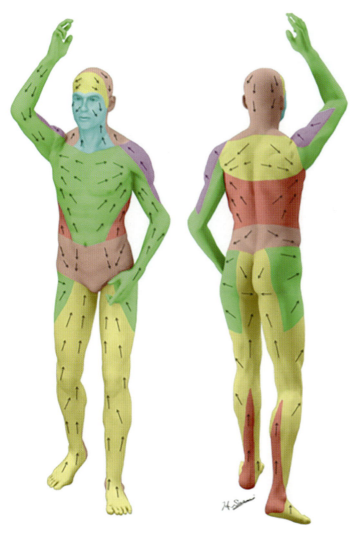

口絵 5　体表浅リンパの流れ地図

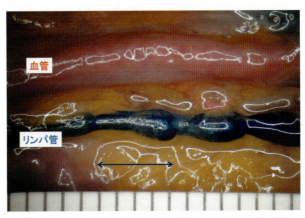

口絵 6　リンパ管分節（矢印）（青いアクリル色素注入）
　　　　注）図中の白い線は撮影時の光のハレーション像

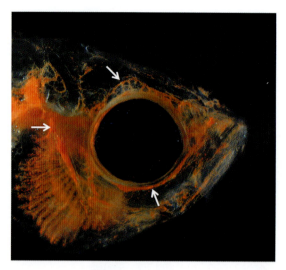

口絵 7 ゼブラフィッシュの頭部のリンパ管系（矢印，腹腔内へ注入された朱をリンパ管内皮細胞が取り込んだ状態を示す）（岩手医科大学　磯貝純夫先生提供）

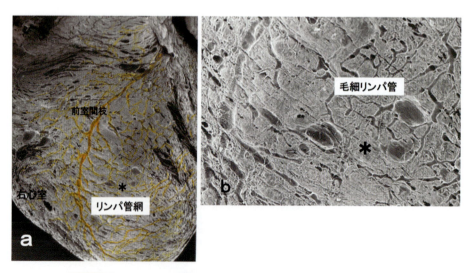

口絵 8 ラット心臓前表面のリンパ管の過酸化水素水処理像
a：前室間枝，リンパ管網．b：a の＊部の拡大
（大分大学　島田達生名誉教授提供）

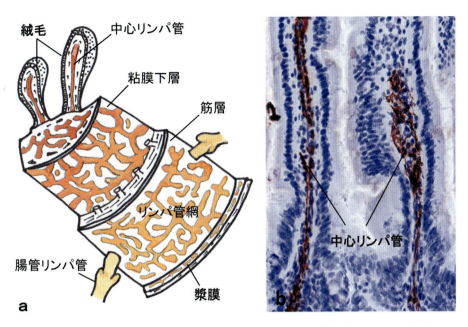

口絵 9 小腸壁組織層のリンパ管分布の模式図(a)と腸絨毛の LYVE-1 陽性中心リンパ管（マウス小腸）

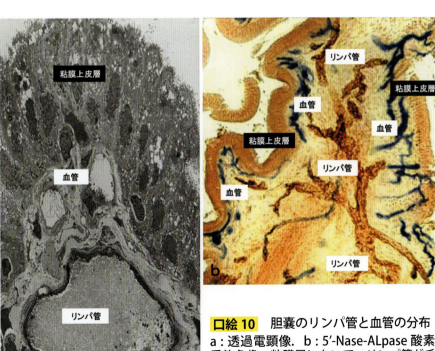

口絵 10 胆嚢のリンパ管と血管の分布
a：透過電顕像．b：5′-Nase-ALpase 酸素二重染色像．粘膜層において，リンパ管が毛細血管より粘膜上皮層に対して深層に分布する．

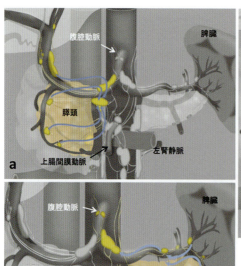
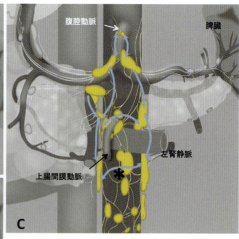

口絵 11　膵臓のリンパ管分布（リンパの流れの模式図）
a：膵臓右側（膵頭部）．b：膵臓左側（膵体・膵尾）．c：腹大動脈周囲のリンパ管・リンパ節の分布（＊）
（大分大学医学部放射線医学講座提供）

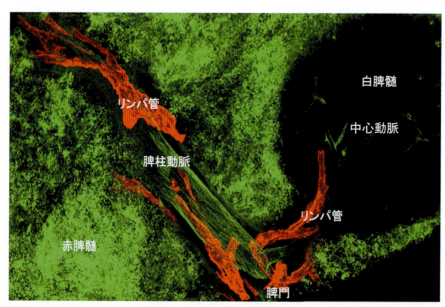

口絵 12　レクチン灌流法によるマウス脾臓のリンパ管（赤）と血管（緑）．FITC標識トマトレクチンの血管内注入とLYVE-1免疫染色
（東京女子医科大学　清水一彦・江崎太一先生提供）

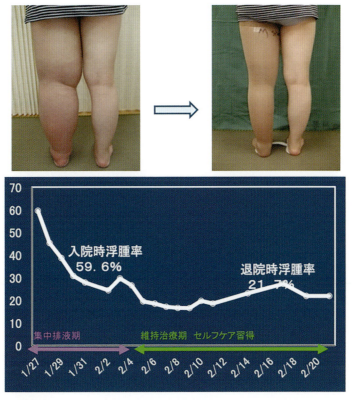

口絵 13 リンパ浮腫の複合理学療法による治療効果の一例
（大分県西別府病院九州リンパ浮腫センター提供）

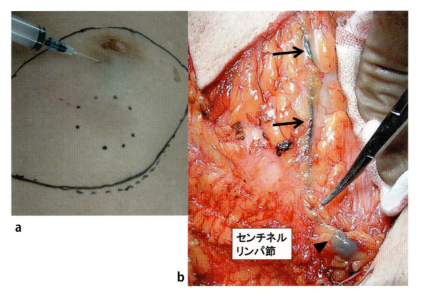

口絵 14 色素法によるリンパ管とセンチネルリンパ節の同定
a：乳房に色素を注射．b：皮膚切開によるリンパ管（矢印）とセンチネルリンパ節（矢頭）
（大分県厚生連鶴見病院　藤吉健児，藤富豊先生提供）

1章 リンパとはなに？

1. からだの中の水

ヒトの体内にはおよそ60％程度の水分が含まれている．その割合は年齢や男女によっても異なり，体重当たりの水分量を比べてみると，新生児は成人より多く，女性は男性より脂肪が多いので水分量は少ない．ヒトの体内の水分のうち，およそ2/3は細胞内液（internal fluid）であり，残りの1/3は細胞外液（external fluid）である（図1-1）．細胞外液のことを体液といい，第一に血液（動脈と静脈）があり，第二にリンパ液がある．また，前二つに比べて少量ではあるが，第三の体液として，脳脊髄液や体腔（胸腔・腹腔）にある胸水や腹水とか，腎臓・膀胱・尿路にある尿やさらに関節液（滑液）や眼球の中にある眼房水や硝子体液などが含まれる．

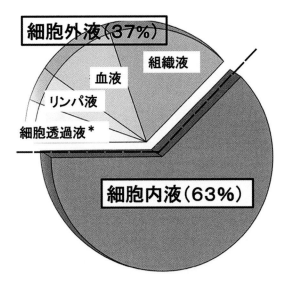

図1-1　細胞外液（体液）と細胞内液 の比率
＊細胞透過液：脳脊髄液，眼の眼房水，関節滑液，体腔の漿液など
（ヒューマンボディ，エルゼビア・ジャパン，2004より引用・改稿）

リンパ系は，①からだを流れる体液としてのリンパ液，②リンパ液を流す管であるリンパ管，③リンパ液に含まれる細胞の一つであるリンパ球とそれが集合する組織であるリンパ組織，から成り立っており，もう一つの"水系"（循環系）を成すものである．血液では全体から血球成分を除いたものを血漿というが，リンパ液はリンパ漿に相当する．なお，組織間隙にある間質液*がリンパ管に吸収され，管内を流れる液成分つまりリンパ液を本稿では狭義にリンパと記す．リンパの体内での循環過程では，組織から過剰な水分や電解質が吸収・排導されること，さらに腸から吸収され循環系へ運ばれる蛋白質など高分子物質が吸収されることである．なお，蛋白質の多くは血漿由来のものであるが，ほかには内因性の蛋白たとえばホルモン，酵素，抗体などもある．

＊間質液：からだの組織間隙にある組織液

2.「リンパ」の名の由来

リンパはラテン語 Lympha（リュンパ，「リンパ」）の名で，"きれいな，透明な水"や"泉などから湧き出る水"のことを示す．もとはギリシャ語 nymphe（「ニンフェ」）"山や水の精，美少女，森の妖精"からきた語だといわれている[1]．英語では lymph（「リンフ」）と書く．なお，上述のラテン語 Lympha はこの nymphe の n が l に代わったものだという．ちなみに，nymphe には「開かんとするバラのつぼみ」という意味もあり，女性の外性器の小陰唇（ラテン語 Labium minus pudenda）のことも nymphe とも呼ばれている．水の精は噴水を出す力があるという．小陰唇のあたりから出る尿を nymphe の出す噴水になぞらえたものらしい[1]．

「リンパ」は上述のように，ギリシャ語「ニンフェ」からラテン語 Lympha「リュンパ」と変化してきたが，欧米では「リンファ」と発音されている．わが国では，江戸時代，蘭学（オランダ語）の全盛期には学術上の用語として，オランダ流の読み方が使われ，当時の蘭学者たちが「ファ」でなく「パ」の発音をしたらしいという．ラテン語「リュンパ」という発音で伝えられたものが，「リンパ」という音訳として今日まで残っていると推論されている[2]．古代・中世のヨーロッパで栄えたラテン語は，近年死語といわれて学術用語（国際解剖学用語 P.N.A., コラム参照）以外ほとんど使われなくなっているが，ラテン語圏から遠く離れた東アジアの地で，今も正統なラテン語音が残っているのは不思議である．

現在はカタカナで「リンパ」と書くことになっているが，古くは漢字で，「淋巴」と書き用いられていた．なお，ことば遊びとなるが，「淋派」（リンパ）といえば，これは雅の京から江戸に受け継がれた日本画の絵師達尾形光琳一派を指す．

> **コラム**
>
> **リンパ管の国際解剖学用語**
>
> 　国際解剖学用語とは，1955年パリ国際解剖学会で決められたラテン語表記の新用語体系（Nomina Anatomica Pariensia：P.N.A.と略記）である．リンパ管 lymphatic vessel の正式な国際解剖学用語は，バルトリンが命名した Vasa lymphatica である．この用語には，語学的に先人の間違いがあるとされている．少し詳しく説明すると，lymphatica のもとの lymphaticus は発狂したという意味の形容詞であり，この語には lymph の名から由来した形容詞の示す"水のように澄んだ，リンパのような"というような意味はないようである[1]．つまり，この意味の形容詞は lymphaceus（us, a, um adj）であるので，リンパ管の正しいラテン用語は Vas lymphaceum（単数），Vasa lymphacea（複数）となる．19世紀後半より戦後20世紀前半にかけての国際解剖学用語の選定の経緯を調べてみると，確かに，1935年ドイツのイエナ（Jena）における国際解剖学会で決定された国際解剖学用語（J.N.A.）では，リンパ管は Vasa lymphacea（Vas lymphaceum）とされている．したがって，正しいリンパ管の名称は，Vasa lymphacea とされるべきであった．しかし，バルトリンは，女性の腟前庭に開いている分泌腺である大前庭腺（男性では尿道球腺に相当）の発見者であり，その名を冠してバルトリン腺と呼ばれるような高名な学者であったためであろうか，P.N.A.での改正では，Vasa lymphatica の用語が受け継がれ，今日もそのまま用いられてきているのである．

3. "白い血"

　多くの赤血球を含む赤い血液（"赤い血"）に対して，ほとんど赤血球を含まないリンパは無色とも表現されるように色がうすいので，紀元前5世紀の医聖・医学の父といわれているヒポクラテス（Hippocrates）*により"白い血"とも呼ばれた．

　組織で少しの出血が起これば，血液はリンパ管に吸収されるので，通常リンパは僅かに含まれる赤血球により，実際にはやや黄色味をおびている．組織で出血が起これば，時にリンパに赤血球が多く含まれて黄色味が増すので，その流域に出血があることがわかる．また，食後など消化管から吸収された脂肪滴により腸リンパ管本幹や胸管のリンパが白濁している場合（これを乳び**という）もある．

　リンパには中には白血球の一種である多数のリンパ球が含まれる．白血球のほとんどは種々の形や細胞質にある顆粒の有無とその染色性の違いに基づいて名前がつけられ分類されている（例：単球，好塩基球，好酸球など）．ところがリンパ球はリンパの中の血球の大部分を占めることから名づけられたものである．

> *ヒポクラテス：古代ギリシャの医師（Hippocrates, BC460-377）．古代ギリシャの原始的な医学から科学的な医学を発展させた「医聖」，「医学の父」と呼ばれ，医師の倫理性と客観性を重んじた「ヒポクラテスの誓い」は有名．
> **乳び：小腸の腸絨毛の中心にあるリンパ管（中心リンパ管，旧名乳び管 p.18）から吸収された脂肪の分解産物（脂肪酸・グリセリン）を含む白濁したリンパ液のこと．chyle, milky white

> **コラム**
>
> **理髪店の店頭の「赤・白・青」の看板は『動脈・リンパ・静脈』**（口絵1）
>
> 　古くから理髪店の店頭であのクルクル回る看板の「赤・白・青」の三色は，一般には動脈血，静脈血と包帯を表すといわれている．動脈に当たるラテン語 arteria は，「空気 aer を運ぶ tereo」からきたものであり，静脈の vena の語源ははっきりしないが，一つの説として「venio（来る，戻る）」というラテン語（動詞）に由来するといい，血液が静脈を通って心臓に戻るからだという．一方，白血球の英語名ロイコサイト leucocytes のロイコ leuco- とは白を表す接頭語であり，"赤い血"（erythrocytes, red blood cells）に対する言葉として，"白い血"（white blood cells）として対比される．実は医聖ヒポクラテスの"白い血"の呼び名から，赤と青の間の「白」はリンパを表しているのではないかという見解もある．
>
> 　また，古代ギリシャの生理学の父と呼ばれたエラシストラトスの時代（BC290～?），すべての器官には，動脈，静脈，神経という「管系の三つ組み」が分岐して組織を作ると考えられていた．神経も中空の微小管とされていたのである．このことから，上記のことはほかに，動脈，神経，静脈を表すという見方もある．
>
> 　なお，図の右の三つの国旗の三色（赤・白・青）は，オランダでは上下に「赤・白・青」の順に「勇気・信仰・忠誠」を表し，フランスは，横に「青・白・赤」の順に「自由・平等・博愛」を示している．また，ロシア連邦の国旗は上から順に「白，青，赤」の三色であるが，これはソ連崩壊後，帝政ロシアの国旗を復活させたもので，「高貴・名誉・愛と勇気」を表しているといわれている．

4. 組織液の流れとリンパの誕生

　リンパは，組織への血液の供給と組織間隙からリンパ管への水分（組織液）の回収によって生じるものであるが，1）組織間隙にある組織液がどのようにして生じ，組織間隙を移動し，毛細リンパ管に吸収されリンパ管の中を流れていくか，その生理的現象はどうか，また，2）微小環境において組織液の流れやすい通液路のようなところがあるのか，あるとすればどのような構築なのか，リンパの源流の様子もたいへん興味深い．以下，二つの問題点について，説明を加える．

1. 組織間隙への水分供給

　毛細血管系における水溶性低分子物質の移動は毛細血管内外の静水圧差と膠質浸透圧差によって制御されており，スターリング（Starling）の仮説[3]に従うとされている[4]．細動脈側の毛細血管から漏れた水分は，細静脈側の毛細血管から再吸収される．つまり，組織間隙の膠質浸透圧は細動脈側より細静脈側にかけて漸増し，逆に組織間隙の静水圧は漸減する傾向にあるという．組織への水分供給量を規定する重要な因子である毛細血管の平均内圧は，細動脈側の内圧の変化より細静脈側の内圧の影響を強く受ける．もし，静脈の灌流が正常に機能しない状態が続けば，毛細血管の内圧の上昇を引き起こして，組織間隙への過剰な水分供

給が起こる.

　循環器系の中心となる心臓から全身に出る動脈血は，安静時で1回の収縮でおよそ70 mlある．その血液量を100％とすると，約90％は静脈から心臓に戻る．しかし，残りの約10％はからだのすみずみにある毛細血管網から血液（血漿成分）が漏れ出し，周囲の組織の間隙に組織液として溜まる．組織液は血液の血漿成分に類似し，組織に侵入した細菌・ウイルスを処理する白血球や組織の間隙に残った高分子成分（蛋白質・脂質）や異物などを含んでおり，細胞に栄養を送り，不要となった老廃物などを排泄・交換する．つまり，体内の組織液の貯留は，水分の摂取量と排泄量のバランスによる新陳代謝によって調整されている．

2．組織液の水分回収経路

　血管から漏れたこれら組織液が回収される経路には二通りある．一つは組織液の80〜90％分量の再吸収経路であり，他は残りの組織液の10〜20％分量が周囲の毛細リンパ管に吸収される経路である（**図1-2**）．組織間にある多量の組織液が毛細血管の壁を内側へ向かって通過し，迅速に血管に入る一方，一部がリンパ液となって集合リンパ管の中を流れ，最終的にはリンパ本幹である胸管から静脈へと流れ込みゆっくり血液に戻る．組織液が吸収されてリンパが生じることから，古来リンパ管は吸収管とも呼ばれている．また，胸管のリンパ流量（還流量）はヒトで1日約1ℓであることから，組織液の循環による新陳代謝は数日と推察される．

　リンパ管の水分（組織液）吸収と管内リンパ輸送は，毛細リンパ管での水分吸収（リンパ産生）能力と集合リンパ管における管壁の平滑筋収縮によるポンプ作用による能動的リンパ

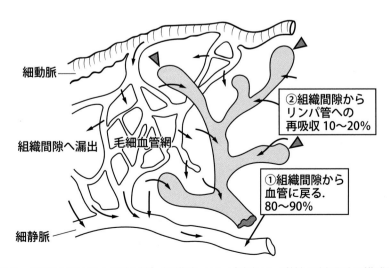

図1-2　組織における血液（血管），組織液、リンパ液（リンパ管）の循環系の模式図
矢印は血液・組織液・リンパ液の流れ，矢頭は毛細リンパ管の起始部を示す．

3. 微小環境としての組織間隙

　微小環境として体中の結合組織間隙は一つの連続した細網細胞*の網目の微小循環通液路系を構成しているという考えがある．光学顕微鏡による多くの観察から，横隔膜や壁側胸膜での中皮にみられる小孔とリンパ洞の間に細網線維から成る「前リンパ管通液路」があり，斑点状に散在するものは篩状斑と呼ばれている（**図1-3a, b**）．先に木原卓三郎らは，組織の通液路を，毛細リンパ管に付随する吸収路（「前リンパ管通液路」），排導リンパ管に付随して排導路（「傍リンパ管通液路」），細静脈に付随する吸収路（「傍静脈通液路」）の3区分に分類した．氏らは詳細な研究により，組織には組織液の流れやすいところと流れにくいところがあることを観察し，組織液の流れやすいところは，細網線維の網目状の通液路となっていることを示した．これらの内皮細胞に囲まれていない管でもない組織液の流れやすい結合組織の間隙を「脈管外通液路」と称し，新しい概念を提唱した[6]．たとえば，クモ膜下腔**や硬膜下腔に注入した色素が鼻粘膜のリンパ管に出てくることから，脳脊髄液が脳神経や脊髄神経の神経鞘に沿って漏出する際には前リンパ管通液路を流れリンパ管に吸収されるとしている（第8章後述）．木原のことばを借りると，「脈管外通液路とは，血管系とリンパ系外にある管状をなさない通液路であって特殊な結合組織間隙よりなり，その中を絶えず体液が流れるのみならず，有形粒子の通路を許す構造を有するものである」という．脈管外通液路

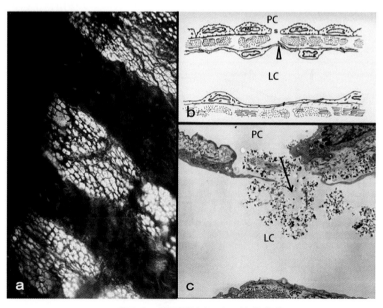

図1-3　横隔膜（サル）の篩状斑像
a：細網線維鍍銀法，b：模式図，c：墨注入TEM像，PC：腹腔，s：小孔，LC：リンパ管，矢印は液の流れを示す．
（大分大学名誉教授　島田達生先生提供）

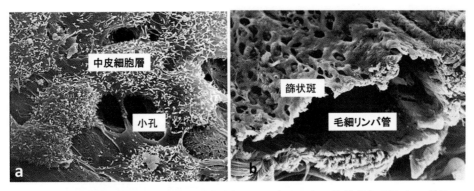

図1-4 サル横隔膜腹腔側の中皮細胞層(a)とその直下にある篩状斑と毛細リンパ管の走査電顕像(b)
b：2NNaOHで浸軟処理により，篩状斑下の毛細リンパ管を示す．
(大分大学名誉教授 島田達生先生提供)

の構築について，光学顕微鏡による観察だけではやや理解し難いところがあるが，最近の電子顕微鏡による観察では，篩状斑と称される部位では，腹膜とリンパ管とが直接連絡しており重要な通液路となっていることが明らかとなってきている（**図1-3c 矢印，図1-4**）[7,8]．本来通液路として有効なのは，リンパ管の多数の突起が腹腔とリンパ管とを直接つなげているところである（**図1-3b 矢頭**）．

> ＊**細網細胞**：付随する細網線維と共に互いに連なり網状形態（ネットワーク）を形成する．
> ＊＊**クモ膜下腔**：脳や脊髄を被う髄膜の三層（硬膜・クモ膜・軟膜）のうち，一番内側の軟膜とその上のクモ膜との腔間で，中に脳脊髄液がある．

5. リンパと血液の違い

　リンパの成分を，血液が凝固して分離する透明な液体である血清のそれと比べると，含まれる電解質イオン成分は全体として似ている．僅かではあるが，リンパでは陽イオン（Na^+，K^+，Ca^{2+} など）は血清より低く，陰イオン（Cl^-）はやや高いことが報告されている（**表1-1**）．リンパや血清にはアルブミンやグロブリン＊など種々の蛋白質が含まれているが，リンパと血清のもっとも大きな違いは，リンパでは血清に比べて総蛋白量が少ないことである．含まれる蛋白質のうち，血清ではアルブミンとグロブリンの比率（A/G）がほぼ同じであるが，リンパは分子量の小さいアルブミンの方が約60％と多い．また，リンパでは，血液の凝固に働く線維素（フィブリン）＊＊を作る線維素原（フィブリノゲン）の量も血液と比べると少なく，血小板を含まない．したがって，リンパの方が血液より粘性が低く，さらさら流れやすく，ゆっくり流れてもリンパ管内で凝固しにくい．

　アルブミンは肝臓でつくられ，血液中4g/dLある．人体の血液量を体重の約1/12とすれ

表1-1 ヒト血清とリンパ(胸管)の組成の比較

	組成	血清	リンパ
電解質(mEq/L)	Na^+	141	138
	K^+	4.3	3.8
	Ca^{2+}	4.7	4.2
	Mg^{2+}	1.9	1.7
	Cl^-	101	103
	HCO_3^-	23	24
非電解質(mg%)	ブドウ糖	87	95
	NPN	29	23
	クレアチニン	0.9	0.8
	尿酸	3.6	3.8
	ビリルビン	0.6	0.5
コレステロール(mg%)	総量	117	68
	遊離型	38	34
蛋白質(g%)	総量	6.6	4.4
	アルブミン(A)	3.4	2.7
	グロブリン(G)	3.3	1.7
	A/G*	1.02	1.59

＊A/G：アルブミンに対するグロブリンの割合
(『リンパ管-形態・機能・発生』大谷・加藤・内野編集,西村書店より引用)

ば体重60kgの成人の場合で約5ℓの血液が流れていることから，全体として約200gのアルブミンが含まれていることになる．アルブミンはカルシウムやビタミンなどの栄養素を細胞に運び，細胞からは不要物を回収する．アルブミンの量が少なく，働きが悪くなれば，血液の浸透圧が低下して毛細血管壁から血漿が漏れやすくなり，組織液がたまり，いわゆるむくみ(浮腫)が生じる．リンパは血管から組織にもれた液(血液成分，組織液)がリンパ管へ吸収されたものである．

アルブミンが有効に働くためには，リンパの流れを常によくすることが重要である．この考えに基づいて，後の章で述べる体表の軽いマッサージによるリンパドレナージ法が実施さ

表1-2 各種動物における胸管リンパ流量の比較

動物 (例数)	体重 (kg)	リンパ流量	
		(ml/kg/時)	(ml/日)
ヒト(43)	47	0.9	990
イヌ(13)	13	2.6	806
ネコ(66)	3	2.4	170
ウサギ(14)	2.4	2.2	127
ラット(10)	0.22	2.0	11
ヤギ(4)	18	3.8	1,640
ヒツジ(8)	30	3.6	2,616
ウシ(3)	410	4.2	41,100
ヒツジ胎子(5)	3	4.2	300

(Yoffey J & Courtice, FC 1970より引用)

れている．

　ところで，胸管には下半身と左上半身のリンパが流れており，頚部胸管にチューブを挿入してキャニュレーション（循環採取）すると，容易に多量の胸管リンパが採取され，組成が明らかにされている（表1-2）．イヌを使ったエンドトキシン***静注実験では，ショックにより文字通り溢れ出る様な胸管リンパが採取されている．

> *グロブリン：血漿蛋白の一つ，分子量約9万～15万6,000．
> **線維素（フィブリン）：血液が凝固するとき，線維素原（フィブリノゲン）にトロンビンという物質が作用してできる蛋白質で，血餅を作る原因となる．
> ***エンドトキシン：内毒素，endotoxin．生物作用は致死性ショック，発熱，補体活性，白血球の活性化，接着分子など．

6. リンパ管系と血管系の違い

　血管系は動脈と静脈の二つの系があり，両者は毛細血管網によるネットワークを形成してつながっている．このことを最初に発見したのは，英国の外科医ウイリアム・ハーヴェイ（William Harvey, 1578～1657）[9]で，「血液循環説」を提唱した．その後，イタリアの解剖学者マルピギー（Marcello Malpighi）[10]により，動脈と静脈は毛細管によりつながっていること（毛細血管網）が明らかにされ，17世紀までに血管系の基礎的概念が確立された．つまり血液が動脈と静脈の管内を流れ，管外の組織へ開放されることなく閉鎖した状態で動脈血から静脈血に移行するので，閉鎖血管系と呼ばれる．

　一方，リンパ管系に関しては，リンパ管の構造と機能について，腸で吸収したものが乳び管*に入ること以外は長い間不明であった．リンパ管が組織液の吸収管であることを初めて示したのは，ウイリアム・ハンター（William Hunter, 1718～1783）とその弟子たちであった．それはハーヴェイの「血液循環説」から100年以上経過したことであった．

　血管系は心臓を中心に動脈と静脈が環状につながり，血液が血管内を循環するので閉鎖血管系であり血液循環（blood circulation）と呼ばれる．一方，リンパ管系は半環状で，リンパ液の源は組織間隙にある間質液であることにより一種の開放系である．リンパは末梢の毛細リンパ管（起始リンパ管）から吸収され，中枢へと向って流れ，最終的に血管（静脈）へと流入するので，その流れは半円状である（図1-5）．したがって，リンパ管系では循環（circulation）という語を用いず，リンパ輸送（lymphatic transport or lymph drainage）という語を用いる．

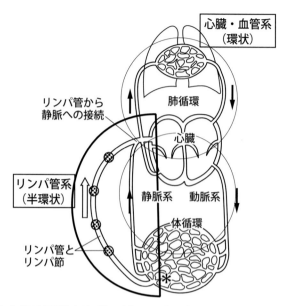

図1-5　環状の心臓・血管系(閉鎖血管系)に対して、半環状のリンパ管系(＊リンパ管の起始部)

> ＊乳び管：小腸絨毛で吸収されたリンパは脂肪滴を含み白濁しているので乳び chyli と称し，その管を以前は乳び管（Ductus chyliferus）と呼んでいたが，最近の新しい組織学用語では，中心リンパ管と命名されている．

7. 毛細リンパ管の微細構造

　リンパ管の始まりの毛細リンパ管はどうなっているか？　どのようにして組織液がリンパとして毛細リンパ管に吸収されるのか．その機序を理解するためには，毛細リンパ管と毛細血管とを区別しなければならない．図1-6aに示す如く，光学顕微鏡の下でも運よくリンパ管，静脈，動脈が同一視野に観察される場合には，管壁の厚さの対比により，リンパ管の同定はある程度可能である．しかし，毛細リンパ管を単独で確定するためには，その微細構造を知る必要がある．20世紀以前，顕微鏡技術の未発達な時代には，組織内の両脈管を明確に区別することができず，このことが長年リンパ管学研究の隘路となっていた．20世紀半になり光学および電子顕微鏡技術の開発・応用により，リンパ管の微細構造が明らかにされ，血管とリンパ管の微細構造の違いを毛細管レベルで論じることが可能となった（表1-3）．

　毛細リンパ管は一層の内皮細胞＊からなり，一般に平滑筋をもたないことが集合リンパ管との違いである．さらに，集合リンパ管のリンパの流れは一定方向であり，リンパの逆流を防ぐために弁があるが（図1-6b），その前の毛細リンパ管には弁がない．

　リンパ管の内皮細胞は核の部分は突出しているが，核以外の他の部分はきわめて薄い．扁

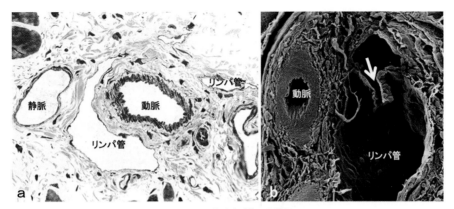

図1-6　皮膚組織の脈管
a:光顕像(トルイジンブルー染色),管壁の厚さ,内皮の特徴により,静脈,リンパ管,動脈が区別できる.　b:SEM電顕像,動脈と弁(矢印)を有するリンパ管がみられる.

表1-3　毛細リンパ管と毛細血管の微細構造の比較

	毛細リンパ管	毛細血管
太さ(直径)	不揃い(20〜150μm)	均一(7〜10μm)
管腔(断面)	不規則	類円形
構築(網目)	粗(0.1〜2mm)	密(10〜50μm)
内皮細胞の形(細胞境界)	柏の葉状(波状)	紡錘形(直線状)
細胞間接合	接着帯	閉鎖帯
辺縁ヒダ	無	有
飲小胞の数	中等度	豊富
小孔(窓)の数	無	豊富(内分泌型)
Weibel-Paladeの小体	有	有
基底板	未発達,不連続	発達,連続
係留フィラメント	有	無

平な内皮細胞どうしの結合は,血管内皮細胞どうしの結合と異なり,ジグゾーパズルのように入り組んで柏の葉のようになめらかに蛇行した線としてみられるのが特徴である(**図1-7**).電子顕微鏡でみると,内皮細胞同士が接したり,重なりあったり,細胞が互いに入り組んだりして細胞間隙を形成し,リンパの吸収に働いている(**図1-8**)[11].

　内皮細胞内にはアクチン,ミオシン,チュブリンなど収縮性に富む蛋白質を含むので,内皮細胞自身が収縮能をもつと考えられている.同時に内皮細胞下の基底膜**は未発達で不連続,あるいは欠ける場合もある.この基底膜のない部分にはリンパ管内皮細胞と周囲の結合組織を繋ぐ微細なフィラメントがある.よく知られているように,リンパ管内皮細胞は吸収の激しい時は,伸びたり縮んだり,薄くなったり,厚くなったりする[12].したがって,このフィ

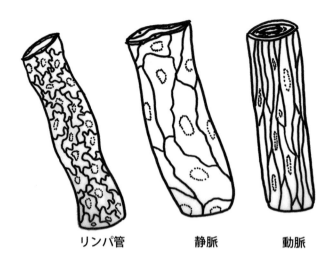

図1-7 リンパ管,静脈,血管の内皮細胞配列の模式図

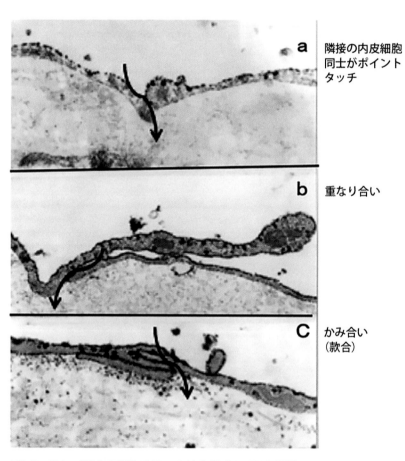

a 隣接の内皮細胞同士がポイントタッチ

b 重なり合い

c かみ合い（款合）

図1-8 リンパ管内皮細胞の三つの結合様式のTEM電顕像
（ラット胃,5′-Nase組織化学反応陽性）矢印はリンパ液の流れを示す.

ラメントはいろいろな太さの束を作り，細胞の長軸方向へ走り，内皮細胞を間質面に係留している．組織圧が高まっても，薄い壁からなるリンパ腔が圧平されないよう働くものと考えられている（係留フィラメント anchoring filament[13]，**図1-9 矢印**）．

20世紀後半のわが国で，走査型SEM電子顕微鏡の技術開発が進展し，脈管や中空性臓器の三次元的立体構築を観察するため，樹脂注入による鋳型標本の走査型SEM電子顕微鏡観察法（樹脂鋳型SEM法）が開発された[14]．特に注目すべきは，低濃度の樹脂液を用いて組織穿刺注入によりリンパ管樹脂鋳型を得るという巧妙な技法により両脈管の三次元網目構造が明らかにされたことである[15, 16]．**図1-10**は，新生仔イヌ（生後1週間以内）に低濃度の樹脂液を臓器局所の血管に注入し，臓器内の血管から漏れた樹脂を吸収したリンパ管の樹脂鋳型を得る方法で観察した仔イヌの胆嚢のリンパ管像である．また，**図1-11**は樹脂液とともにさらに硝酸銀溶液を加えた混合液を注入し，リンパ管，動脈，静脈の樹脂鋳型を示したものである．

> ＊**内皮細胞**：脈管（リンパ管・血管）の内腔を裏打ちする細胞．
> ＊＊**基底膜**：内皮細胞や上皮細胞の自由表面に対して，反対側の基底面にある膜．基底膜は細胞を裏打ちしている．

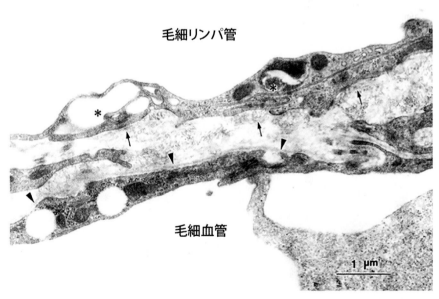

図1-9　毛細リンパ管壁と毛細血管壁の内皮の比較のためのTEM電顕像
（矢印：係留フィラメント，矢頭：基底膜，＊は内皮細胞の拡張を示す）

1章 リンパとはなに？

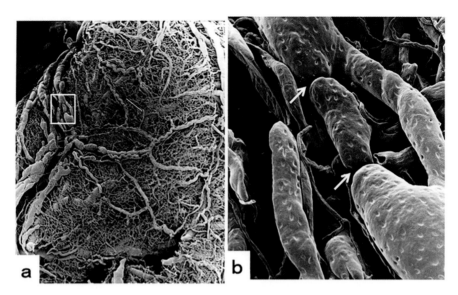

図1-10 リンパ管の樹脂鋳型SEN像（新生仔イヌ胆嚢）
b：a図の白枠の拡大．矢印は弁の位置を，表面の凹形は内皮細胞の核の圧痕を示す．

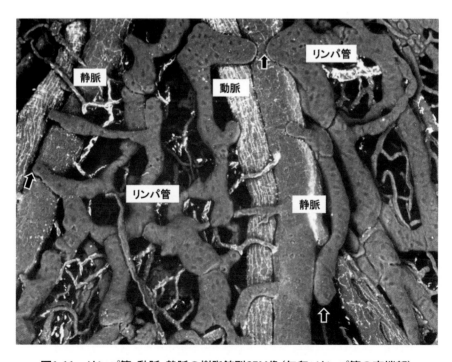

図1-11 リンパ管，動脈，静脈の樹脂鋳型SEM像（矢印：リンパ管の盲端部）

コラム

毛細リンパ管の呼び名

　組織内で動脈と静脈を繋ぐ肉眼ではみえない細管（capillaries）は文字通り毛のように細い血管ということで毛細血管（blood capillaries）と名付けられ網目を形成している．しかし，その直径は約10μm程度であり，中に直径約8μmの赤血球が並んで通るぐらいであるので，実際には毛（直径約100μm前後）と比べて遥かに細い管なのである．

　一方，組織内の直径20〜75μm程度の細いリンパ管も毛細血管よりやや太いが，その名に似せて毛細リンパ管（lymphatic capillaries）と呼ばれている．なお，わが国でいう毛細リンパ管は，欧米ではリンパの流れの起こり始まるところという意味で，起始リンパ管（initial lymphatics）と呼ばれている．他に終末リンパ管（terminal lymphatics）という名もあるが，リンパ管の先端は袋状（盲端という）に起こり始まる（起始部 initial part）であり，リンパの流れの方向性（一定方向）からみても，起始リンパ管という名称は理に適っている．

　なお，毛細リンパ管からリンパ液を集め運ぶ管を，集合リンパ管（collecting lymphatic vessels, lymphatics）と，さらに太いリンパ管をリンパ本幹（lymph trunks）と呼び，区別している．

参考文献

1) 吉岡修一郎，粟屋和彦：解剖学用語とその解説．医学書院 p182, 1969.
2) 粟屋和彦：アルス・ロンガ　ヴィタ・ブレヴィス．粟屋和彦遺稿集 p87-88, 1995.
3) Starling EO : On the absorption of fluids from the connective tissue spaces. J Physiol 19 : 312-331, 1985.
4) 大橋俊夫：むくみの生理学（教育講演）：日生誌 69 : 102-107, 2007.
5) Casley Smith JR : How the lymphatic system works. Lymphology 1 : 77-80, 1968.
6) 木原卓三郎：脈管外通液路 Extravasculares Saftbahnsystem．血液学討議会報告 第三輯，永井書店 241 : 163-174, 1950.
7) 島田達生：脈管外液路の構造と機能－腹腔と横隔膜リンパ管の交通－．リンパ学 18 : 1-13, 1995.
8) 大谷　修，大谷裕子：横隔膜におけるリンパ管の分布，微細構造，発生および働き．リンパ学 30 : 44-54, 2007.
9) ウイリアム・ハーヴェイ（William Harvey, 1578-1657）：1628年「動物の心臓ならびに血液の運動に関する解剖学的研究」で血液循環説を発表．
10) マルセロ・マルピギー（Marcello Malpighi, 1628-1694）：動脈と静脈が毛細血管網で繋がっていることを提唱．
11) Ji RC, et al : The distribution and architecture of lymphatic vessels in the rat stomach as revealed by an enzyme-histochemical method. Okajimas Folia Anat Jpn 73 : 37-54, 1996.
12) Kotani M, et al : Observations with the electron microscope on the absorption of India ink from the peritoneal cavity of the rabbit. Okajimas Folia Anat Jpn 38 : 149-173, 1962.
13) Leak L, Burke JF : Ultrastructural studies on the lymphatic anchoring filaments. J Cell Biol 36 : 129-149, 1968.
14) Murakami T : Application of the scanning electron microscope to the study of the fine distribution of the blood vessels. Arch Histol Jpn 32 : 445-454, 1971.
15) Ohtani O, et al : Three-dimensional organization of the lymphatics in the rabbit appendix. Gastroenterology 91 : 847-855, 1986.
16) Ohtani O : Three-dimensional organization of lymphatics and its relationship to blood vessels in rat small intestine. Cell Tissue Res 248 : 365-374, 1987.

2章 リンパ管の発見とリンパ学

1. リンパ・リンパ管の観察

1章でリンパは,紀元前5世紀の医聖ヒポクラテス(Hippocrates)により"白い血"という言葉に始まることを述べた.ではリンパ管がどのようにして発見されたか,その歴史を**表2-1**にまとめた.

表2-1 リンパ管の発見の歴史

460-360BC	最初の記述	"白い血"と腺	ヒポクラテス(Hyppocrates)
384-322BC	他の報告	無色の液を入れた血管と神経の中間の索状管	アリストテレス(Aristoteles)
334-250	乳び管の記載	アレキサンドリアにおける観察	ヘロフイロス(Herophilus) エラシストラトス(Erasistratus)
AD約50	腸間膜リンパ節		マリヌス(Marinus)
129-199	乳び管の確認	機能は不明	ガレノス(Galenos)
400-1400	"Europe's Dark Ages"	リンパ管研究の空白時代	
1514-1564	最初の解剖図譜(ただし,リンパ管の記載なし)		ヴェサリウス(Vesalius)
1524-1574(1564)	最初の胸管・乳び槽(ウマ)の記載		エウスタキオ(Eustachio)
1622	乳び管(イヌ)の再発見		アセリウス(Asellius)
1634	乳び管(ヒト)の発見・記述		ベスリングス(Veslingius)
1650-1651	胸管(イヌ)の発見,乳び管への連絡		ペクエ(Pecquet)
1652	胸管(ヒト)の発見		ホーン(Horne)
1653	"A fourth set of vessels"(動脈・静脈・神経とリンパ管) リンパ管の王室や市民へのデモ(公開解剖)		ジョリフェ(Jolyffe) ルードベック(Rudbeck)
1652/1653	胸管/リンパ管の記載		バルトリン(Bartholinus)
1654	リンパ管の吸収機能を示唆		グリソン(Glisson)
1712	リンパ管の弁の詳細を記載		ルイシェ(Ruysch)
1746	リンパ管の吸収機能を記載		ハンター(Hunter)
1650-1800	リンパ管の解剖,注入実験・観察 1692 ヌック(Nuck),1786 クルックシャンク(Cruikshank) 1787 マスカーニ(Mascagni),1874 サピー(Sappey)		

紀元前4世紀には,アリストテレス(Aristoteles)によりリンパ管は無色の液体を入れた管つまり血管と神経の中間の索状物として記載されている[1].しかし,彼らはほんとにリンパ管を観たのであろうか? 否,文献によれば,「バルトリンが"ines"というギリシャ語

を"fibre"と訳した言葉の意味は不確かであり，アリストテレスはたぶんリンパ管をみていないであろう」という記載がある[2]．また，記録によると，アレキサンドリアに学んだギリシャの医学者ガレノス（Galenos*，図2-1）は当時のエラシストラトス（Erasistratus）やマリヌス（Marinus）などアレキサンドリアの医師達の多くの文献を読み引用している．その後紀元前3世紀頃になると，アレキサンドリアの医師達は，多くの生きた動物や人体の解剖学的，生理学的観察を行っているので，乳び管らしきものを観ているであろう[2]．しかし，残念なことに彼ら自身の記述はなにひとつないので，そのことを知るには当時ガレノスの記述による間接的なものだけである．

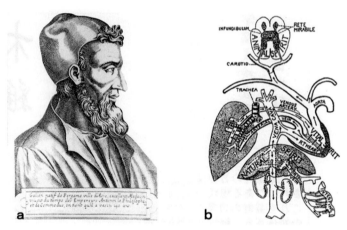

図2-1　ガレノス像（16世紀の版画，a）と「ガレノスの生理学」
（Singer C : A short history of medicine. Oxford 1962, b）

誰が一番最初にリンパ管をみつけたか，明確ではない．その歴史は上述のように確かに紀元前のヒポクラテスやアリストテレスから始まるが，その後1000年以上の長年にわたり，王国と宮廷の盛衰とキリスト教会の支配により，医学の発展は妨げられ，リンパ管研究は空白状態であり，"暗黒の時代"（the dark age, Europe's dark）であったといえる[3]．"近代解剖学の父"としてよく知られているあのアンドレアス・ヴェサリウス（Andreas Vesalius, 1513～1564）（図2-2a）もリンパ管のことは記載していない．

　リンパ管がどのようにして発見されたか？　代表的なリンパ管である乳び管（現在の名称：中心リンパ管）を発見したのは，17世紀北イタリアの解剖学者ガスパロ・アセリウス（Gasparo Asellius, 1581～1626）である（図2-2b）．それは彼が亡くなる4年前（1622年）のことであった．アセリウスは反回神経**や横隔膜の運動をみるため，イヌを開腹して腸を胃とともに引き出したときに，腸間膜に分枝する多数の白いスジ状の乳び管を発見したといわれている．

　その発見の経過と驚きの様子は，「リンパ学−形態・機能・発生」（西村書店，1997）の付録p.311「リンパ管研究の歴史」（小谷正彦氏）[4]に記録として以下のように記載されている．「アセリウスは初め神経かと思った．鋭いメスを握り，その1本を切断すると，その途端ミルク

あるいはクリーム状の液がドッと流れ出た．ところが，翌日開腹したイヌには白い管は全然みられなかった．これは餌を摂っていないからだと直感し，餌を与えたイヌを開腹し，腸間膜に多数の白い管が存在することを確認した．アセリウスはその後，イヌだけでなく，ネコ，ヒツジ，ウシ，ブタと次々に乳び管を発見した．」なお，この乳び管の発見に至る経緯の詳細は二つの原著による[5,6]．このアセリウスの素晴らしい発見は，残念ながら生前には発表されず，亡くなった翌年（1627）になって，二人の友人医師により出版された（図2-3）．

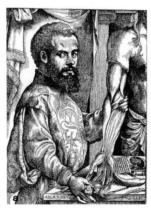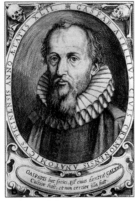

図2-2　ヴェサリウス（「ファブリカ」の口絵(a)）とアセリウスの肖像（16世紀(b)）

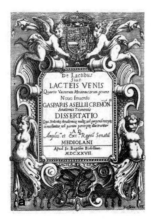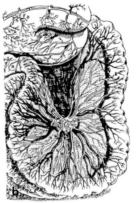

図2-3　アセリウスの著書（1627年）表紙(a)と彼の乳び管の描図(b)

また，ジョアン・ベスリングス（Johann Veslingius, 1598〜1649，図2-4a）はヒトで初めて乳び管を観察し，1634年に描画を発表している（図2-4b）[7]．しかし，彼は乳び管を新生児で観察し，それが乳汁の吸収による新生児期の特徴的構造と推察しており，成人の腸間膜脈管では観察していない．ともかく，この初めての発見はアセリウスのイヌの報告の12年後のことであった．

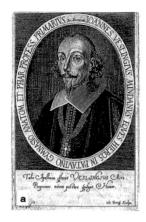
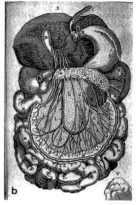

図2-4 ヒトで初めて乳び管を観察したベスリングスの肖像(a)と1634年に報告した描画(b)

*ガレノス：古代ギリシャの医学者（Claudius Galenos, 120～200年頃）で，ガレヌス，ガレンとも呼ばれている．彼の学説が1000年以上も長い間ヨーロッパ医学において支配的であった．
**反回神経：迷走神経の分枝で，右側は鎖骨下動脈で，左側は大動脈弓を反回して上行し，下喉頭神経となり喉頭へ分布する．

2. 胸管の発見

体の中で最大のリンパ管は胸管である．胸管は，ほぼ第12胸椎ないし第1腰椎の高さで，乳び槽から始まり第1腰椎の前，腹大動脈の後ろから横隔膜（大動脈裂孔）を貫き，胸部背側を上行するので，このように名付けられている（図2-5）．胸管は全長35～40cmもあり，最終的には，首の付け根のところの左静脈角に注ぐが，1日当たり約1ℓのリンパが流れているといわれている．

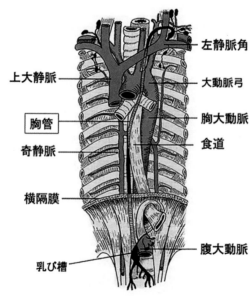

図2-5 胸管の走行図
(Textbook of Lymphology, Feldi M, et al, 2003. 引用, 名称は著者付記)

胸管の起始部の乳び槽は，管壁の厚さも薄いので死後は結合組織の中で圧平されやすいので，人体解剖実習では閉鎖していることが多く，リンパの流れている生体に比べてなかなか観察し難い．屍体でもたまたま乳び槽にリンパが充満しているときは膨らんで桶のように槽状に見られることがある．胸管の観察に関して，上述のようにあのヴェサリウスもリンパ管のことは記載していない．やっと1564年に，イタリア・ローマの解剖学者で中耳の耳管（エウスタキオ管，別名欧氏管）の発見者として名を残すバルトロメオ・エウスタキオ（Bartholommeo Eustachio, 1513～1574）は，初めてウマの胸管を発見し，これを静脈と考えて，"胸部の白い静脈"（Vena alba thoracis）と呼んで報告しているが，機能にはふれていない[8]．その後，フランスの外科医ジーン・ペクエ（Jean Pecquet, 1622～1674，**図2-6a**）はイヌの胸腔を開いて心臓に出入りする太い血管を切断して心臓を切除した際，たまたま前大静脈*の切断した端から多量のミルク状の液が流出するのを観察した．彼は，腸から吸収された全ての栄養物が肝臓に続くという当時のガレノスの考えに初めて反対し，イヌで乳び管から胸管へとつながり，上行して内頚静脈と鎖骨下静脈の合流部に入りことを知り，この胸管の発見を1651年にパリで正式に発表している（**図2-6b**）[9]．

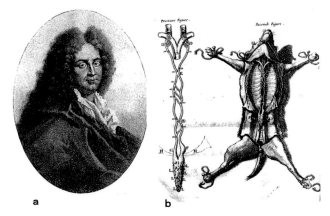

図2-6　ジーン・ペクエの肖像(a)とイヌの乳び管と胸管との連絡図(b, 1651)

　上述のようにアセリウスやペクエは乳び管や胸管を記載しているが，末梢のリンパ管については観察していない．ハーヴェイ（p.17, 1章6項）の記録によると，1652年, ジョリフェ（Jolyfe）は，人体には"a fourth set of vessels"（四つの管：動脈・静脈・神経といわゆるリンパ管）があり，そのうち一つ（リンパ管）は体液を導出することを報告している．

　ヒトの胸管については，同時代の1652年にはオランダのライデン大学解剖学教授で内科医のホーン（Jan van Horne）もこれを乳び管と名づけている[10]．

　初めてヒトの弁を記載したのは，1652年デンマークの著名な解剖学者トーマス・バルトリン（Thomas Bartholinus, 1616～1680, **図2-7a**）であり，その後, 1712年ルイシェ（Frederick

2章 リンパ管の発見とリンパ学

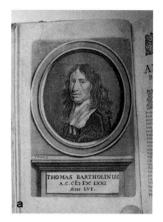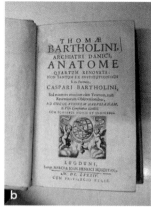

図2-7　バルトリンの肖像(a)と解剖図書表紙(b)

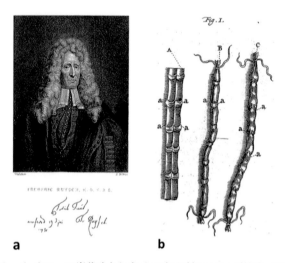

図2-8　ルイシェの肖像(a)と多くの弁を持つリンパ管(b, 1712)

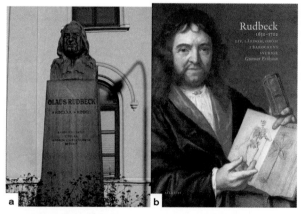

図2-9　リンパ管の体系づけをしたスヴェーデンのオラウス・ルードベックの像a(ウプサラ大学医学部キャンパス内)と彼に関する著書(b)

Ruysch, 1638〜1731) により詳細に報告されている (**図2-8**). また, バルトリンは1653年に発表した論文で末梢のリンパ管をラテン語でVasa lymphatica (lymphatic vessel) と名付けている (**図2-7b**)[11].

一方, スウェーデンのオラウス・ルードベック (Olaus Rudbeck, 1630〜1702) は, 1651年にイヌの直腸壁にある管が透明なことから漿膜管 (Vasa glandularum serosa) と呼んでいる[12] (**図2-10**). 翌年1652年, 彼はイヌの胸管や肝リンパ管を宮廷での解剖のデモストレーションで示し, 胸管が鎖骨下静脈に結合していることも発見した. ただし, 実際は胸管はルードベックの前にすでにペクエ (イヌ, 1651) やホーン (ヒト, 1652) によって発見され, 明らかにされていた. なお, 胸管発見に関してのバルトリンとルードベックの二人の優先権争いについては, 近年どうやら, リンパ管・胸管を介してリンパを運ぶ第二の循環系としての体系づけたルードベックの記載の方がより系統的で, 精密, 正確であると評価されているようである. ともかく, 歴史的な発見がたんなるうわさでなく確たる証拠が残されていれば, 胸管に関してはペクエがベスリングに, 乳び管に関してはアセリウスがアレキサンドリア学派達に帰すると同様に, 両者とも先のジョリフェ (四つの管) の発見に帰するものであろう.

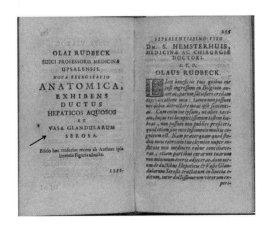

図2-10 ルードベックの論文
胸管のことを"Vasa glandularum serosa"(漿膜管, 矢印) と記している.

> **＊前大静脈**：Vena cava cranialis (JNA). 直立二足歩行のヒトでは上大静脈 (Vena cava superior, PNA) に相当.

3. リンパ管学の草創期

ヨーロッパ諸外国でリンパに初対面の先駆者たちが活躍した時代 (17世紀) 後, 18世紀になってもわが国はまだ鎖国状態であった. 当時は西洋の医学を知るため長崎のオランダ通詞を介する形で西洋人医師と接する機会を得ていたわけである. しかし, 1754年には漢方医の山脇東洋により古医方の実証精神に基づいて, 日本で公式に最初に人体解剖がなされ,

1759年「蔵志」(**図2-11**)が出版された．さらに，20年後の1774年には杉田玄白により『解体新書』(**図2-12**)が出版され，日本の医学史における蘭学の勃興とこの『解体新書』の出版はまさに画期的なことであった．

『解体新書』は，ドイツ人ヨハン・アダム・クルムスの原著(ドイツ語版)「解剖学表」のオランダ語訳版「ターヘル・アナトミア」(1734年)(**図2-13**)を，当時蘭方医で蘭学者であった杉田玄白，前野良沢，中川淳庵らにより日本語に翻訳されたものである．その他の協力者は，桂川甫周，石川玄常，嶺春泰，烏山松園，桐山正哲などであった[13]．

なお，漢文で書かれた当時の和蘭解剖学の教科書で，「神経」という日本語の用語は，このときに玄白が初めて用いたといわれている．これは杉田玄白が当時奥州一関の藩医建部清庵*と交わした書簡集「和蘭医事問答」に，「"神気"の神と"経脈"の経を合わせて新語"神経"をつくった」と述べている．

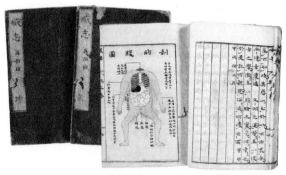

図2-11　山脇東洋の著した「蔵志」(1959)

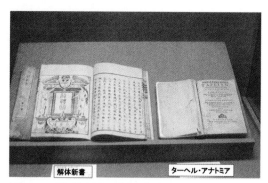

図2-12　「解体新書」(杉田玄白訳著、1774)とその原本「ターヘル・アナトミア」

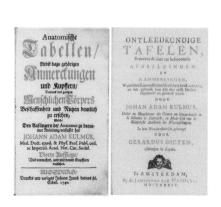

図2-13　「ターヘル・アナトミア」(1734年)
左：ドイツ語版，右：オランダ語版

コラム

『解体新書』の誕生秘話[7]

「ターヘル・アナトミア」翻訳のきっかけは，1771年3月に千住小塚原で行われた腑分けを誘いあって見学にいった二人の医師・蘭学者の杉田玄白（若狭国小浜藩）と前野良沢（豊前国中津藩）の出会いに始まるという．両名は期せずしてそれぞれ上記の「ターヘル・アナトミア」同書同版を持参しており，その解剖図が腑分けの実物とあまりにもよく一致していることに感動し，お互いに翻訳を思い立った．

翌日，良沢の所に集まった玄白と同業の中川淳庵であるが，時に良沢は50歳に手が届く年齢で，玄白はちょうど10歳年下で，淳庵はもっと若く，後に桂川甫周，石川玄常らが加わった．木版画の解剖図を書いたのは，当時平賀源内から洋画の手法を習っていた小田野直武（秋田角館）であった．

当時は，わが国に蘭学が入ってきていたとはいえ，三人のうちで少しでもオランダ語を解せるのは前野良沢ひとりだけであったので，その翻訳は，解剖図の記号から一字一句の訳（逐語訳）から，文の内容の前後を入れ替えたり，原文の意味のみを忠実に訳したり，難行苦行の就業であった．翻訳が1日に1行も進まない日もあったりして，本文4冊，序と付図1冊の出版は，3年間におよぶ大業として一応出版までこぎつけた．

『解体新書』の発刊の2年前にあたる1772年に，「解体約図」が出版されている．その筆者は杉田玄白，校閲は中川淳庵，作図は熊谷儀克となっている．これはどういうものかというと，解体新書の要約と略図を記した冊子で，当時の言葉では報帖（ひきふだ）であり，今日では広告に相当するものである．杉田玄白が予定していた『解体新書』の出版に先立ち，幕府の発刊許可の意向を探ったものではないかとも推測されている．それより8年前に，後藤梨春という人が書いた著書「紅毛談」がオランダ語で記してあるという理由で絶版を命ぜられ事件があったのが要因と考えられる．

『解体新書』にはリンパ系についての興味深い概略が記載され，聞きなれない名前が出てくる．そのなかのひとつである「ゲール管」（奇縷管）は，太いリンパ管である胸管のことを指し，「ゲールクワキウ」（奇縷科臼）とあるのが乳び槽である．奇縷ゲールはオランダ語で「乳び」を意味する．さらに，液道は乳び管である．また，水道は「透明な膜から成る細管，清稀な液が流れ，乳びが流れることもある」とあり，リンパ管のことを示している．『解体新書』では，腸間膜から始まるリンパ管，すなわち乳び管は上行して胸管となり，鎖骨下静脈に注ぐまでの全長が描かれている（図2-14a）．

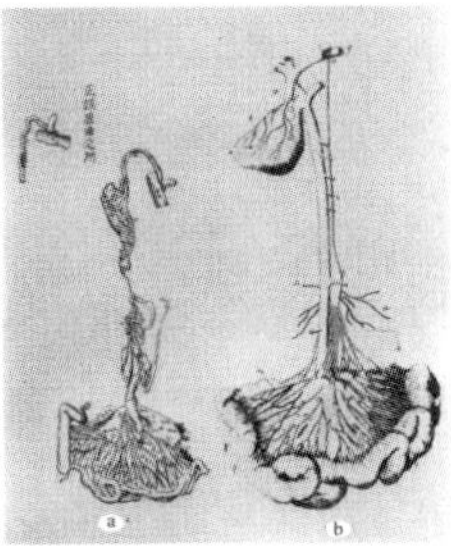

図2-14　胸管解剖図
a：「解体新書」（杉田玄白，1774）
b：医範堤綱図（宇田川玄真，1808）

当時はまだ人体解剖はまれで少なく，ほとんどがキツネとかカワウソなどの動物の解剖であった．天文学とともに解剖学の研究にも励んでいた大阪の麻田剛立**も，1773年にキツネの解剖で乳び管を観察して，「狐ニゲールクワト云如キモノアリ」と豊後（大分）の両子山麓の三浦安貞（梅園）***に書き送っている．

また,「乳び」という用語は,「医範提綱」（宇田川玄真, 1808 年）で使われたものであり（**図 2-14b**），中国にあったものを用いたとされている. この「医範提綱」は, 当時のオランダ語の医学書を編集したものである. 付図「内象銅板図一巻」はわが国で最初の銅板画による解剖図譜で, 記述は『解体新書』よりもはるかに詳細をきわめている[14]. なお, **図 2-15** に示した古医書に掲げられている胸管の図は, もともとクルムス（Kulmus）の図 Tabulae anatomicae（Amsterdam, 1731）に利用されたものである.

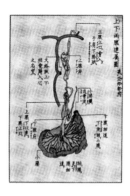

図2-15 古医書に掲げられた胸管の図
（三焦論, 解体発蒙, 1813年）

実際にヒトを解剖して, 日本で初めてリンパ管をみたというのが「解観大意」（波多野貫道, 1812 年）である（**図 2-16a**）. 乳び管から起こる胸管の走行を,「乳ビ管ノ腸ヨリ起テ鎖骨下静脈ニ貫通スル処ヲ諦ニ観ルコトヲ得タリ」としている.「解観大意」の図には, 胸管が 3 ヵ所で"とぐろ"を巻いたように描かれているが, 胸管はしばしば管が数本に分枝した後に, 再び合流して島状の形をつくったりするので, その描画振りは興味深いものがある.

なお, 乳び管（胸管）の走行について, 人体解剖により確かめたものとして「解臓図賦」（池田冬蔵, 1822 年）などの出版もある（**図 2-16b**）. これによると, 乳び管は二つの図に示され, 一つは「乳び脈空腸連続之像」, ほかは「心肺オ右側ニ排シテ, 乳ビ管ノ胸内オ上行シテ鎖骨下静脈ニ入ルノ状オ見ル」と題されている.

麻田剛立の手紙は,『解体新書』の出る 1 年半以上も前のことであるので, 麻田は『解体新書』を見ていないことになる. しかし,『解体新書』に先だって, 前述のように「解体約図」が江戸で出版されており, わずか五葉から成る小草子のようなものであったが, 当時の漢方医にとっては驚くべき内容のものであったことから, 麻田はそれを読んでいた推察される. あるいは,『解体新書』が出される前に, その原書である「ターヘル・アナトミア」を見ていた可能性もある.

いずれにしても, 興味深いことは, 先の「解体約図」ではゲール管が鎖骨下動脈に入ると記されていたものが, 2 年後に出版された『解体新書』では鎖骨下静脈に訂正されていることである.『解体新書』の図には, 原書通り小さい訂正図が付され,「正誤屈曲之所」と記され, 静脈に入りこむと記されている（**図 2-14a** 左上）.

このことに関して, 前述の「リンパ学研究の歴史」（小谷正彦氏）の中には,「クルムスは図版製作者の過失により, 胸管が上方に向かってやや屈曲し過ぎて刻まれているが, その上端はもっと自然の位置にあらねばならないとし, 訂正図を付している. その詳細をもなおざりにすることなく,『解体新書』がいかに正確に訳そうとしたかがうかがえる」と記されている.

なお, 玄白は『解体新書』が不十分な訳であると知りつつも, 1 日も早く世に出したいという気持ちから出版を急いだため, 改訂作業を門人の大槻玄沢に託した. 1826 年, 13 冊から成る「重

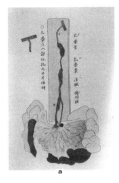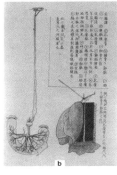

図2-16　胸管解剖図
a：「解観大意」(波多野貫道, 1812)
b：「解臓図賦」(池田冬蔵, 1822)

訂解体新書」が刊行され，ここではゲールの用語に対して，"乳び"の語が使われている．

　このように江戸末期蘭学時代は，乳び管（胸管）の観察が大きな目的の一つであったことがわかる．当時の西洋医学（和蘭医学）者がなぜ観察しにくい胸管などに強く興味を持っていたか不思議であるが，「解体新書の謎」の著者大城猛氏は「彼らがガレノスのいう精気（spirit）をみつけたいと信じていたからであろう」と考察している．それにもかかわらず，その後約100年はリンパ管研究の空白時代となった．

* **建部清庵**：江戸時代中期の一関の藩医．江戸の杉田玄白と親交があり，医学上の疑問を取り交わした書簡「和漢医事問答」のほか，「民間備荒録」・「備荒草木図」を残している．
** **麻田剛立**：豊後杵築藩出身（1734～1799）で，天文学と医学を修め，同郷の三浦安貞（梅園）とも交流があった．
*** **三浦安貞**（梅園）：豊後国（国東安岐町）の医者で医業の傍ら天地を師として独自の条理学を極めた（1772～1789）．自然哲学者で思想家でもある．蘭学にも目を向け，比較解剖書「造物余譚」，人体生理学書「身体余譚」や「養生訓」などの本を出している．

4. リンパ管学研究の開花

　わが国におけるリンパ管研究は，江戸末期から長い空白の年月を経て20世紀になり，足立文太郎（京都大学解剖学初代教授）[15]により，動静脈やリンパ管の研究[16]が精力的になされ，リンパ管研究の光がさした．引き続いて，木原卓三郎（京都大学解剖学第2代教授）は，1925～1926年にゲロータ法（3章参照）を用いて，精力的に複数の胎児の上肢・下肢のリンパ経路の詳細な研究を行い，リンパ管研究を大きく推進させた（**図2-17**）．

　足立の研究成果は，彼より遺稿を託された木原により，1953年に『日本人のリンパ管系そのⅠ，日本人の胸管』として出版された（**図2-18a**）．胸管の観察はゲロータの液を腰リンパ節や腸骨リンパ節に注入した後なされものである．ヒトの注入標本は，当時，教室専属の画家によって精密に描画されている．しかし，足立は1945年80歳でこの出版をみることなく他界した．

　続いて，1963年に，木原は骨膜や筋膜から起こる深リンパ管系について，『日本人のリンパ管系そのⅡ』（**図2-18b**）を出版し，詳細な図譜により，リンパ管の走行に伴うリンパ節

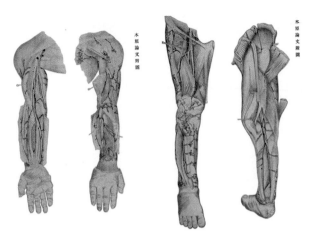

図2-17　木原卓三郎の深リンパ系の解剖学
(1925, 1926)

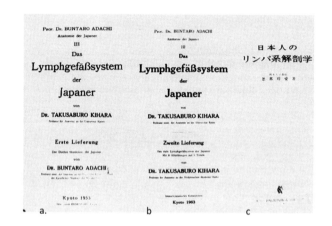

図2-18
a：日本人のリンパ管系そのⅠ日本人の胸管，
b：日本人のリンパ管系そのⅡ，
c：日本人のリンパ系解剖学

の存在も明らかにした．その後，わが国におけるリンパ管の基礎的研究は，木原門下の忽那将愛（熊本大学解剖学教授）に受け継がれ，人体の全身のリンパ管・リンパ節の分布と走行が精査され，『日本人のリンパ系解剖学』（金原出版 1968）が刊行されて，臨床家にとっても貴重な資料となっている（**図 2-18c**）．

　木原らによるリンパ管の構造と微細分布に関する研究は，その後，井上通夫（東京大教授）や進藤篤一（九州大教授）らにも広がり，ヒトの皮下や内臓のリンパ管系に関する研究へと発展した．木原らは，リンパ管の起始に着目し，組織液がどのようにして毛細リンパ管に流れ着くかに興味を深くし，「脈管外通液路系」の概念（1章4項3）を提唱した．

　同じ1930年代に，初めてリンパの化学的組成を明らかにしたのが，船岡省吾（京都大学解

剖学教授)である．船岡の素晴らしい業績としては，世界で初めてリンパ管造影を行ったことで，これはドイツ語論文として発表されている[17]．彼はヨード製剤をウサギの顎下リンパ節や膝窩リンパ節に注入し輸出リンパ管を造影し，頸や膝の屈伸運動による受動的なリンパの流れを観察した．また，造影剤を精巣にも注入して胸管を造影し，呼吸運動によってリンパの流れの変化を追跡している．ちなみに，リンパ管造影を世界で初めて開発し臨床応用したのは，1954年キンモンス（Kinmonth）である．

足立に始まり，木原，船岡らのリンパ学研究は，全国的に広まり，からだの種々の臓器のリンパ管の構造と分布に関する多くの研究がなされ，日本のリンパ管研究が開花していった．

5. リンパ管学研究の新しい波

20世紀も半ばになり，木原門下の研究は，リンパ管の構造と微細分布についての探求に進展していった．この時期，生理学の分野から，西丸和義（広島大学生理学教室教授）らのリンパ管の運動生理，リンパの生理的意義に関する研究が推進された．とくに，ドリンカー（Drinker）とヨフィー（Yoffy）の著書『Lymphatics, lymph, and lymphoid tissue』（Harvard Univ. Press, Cambridge, 1941，図2-19）の訳本（医学書院 1952）を出版し，わが国のリンパ学研究の普及・発展に貢献した．なお，原著の著者はYoffyとコーティス（Courtice）に引き継がれ，版を重ねたが，最後にオーストラリア大・ジョンカーチン医学研究所のCourticeの没後は絶版となった．

1969年に山田行男（名古屋大外科）はイヌを用いて顕微鏡下でリンパ管と静脈との吻合を行い，リンパ管圧を測定している．このリンパ管静脈吻合術（第7章参照）は1977年メルボルンのオブライエン（O'Brien）が最初に臨床応用を行ったとされているが，山田の実

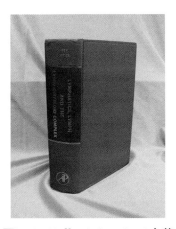

図2-19　Yoffey & Courticeの名著
"Lymphatics, Lymph and the Lymphomyeloid complex"

験はそれより8年前に世界に先駆けて試みられ，発表されているのである．また，肺リンパ管に関する研究では，「肺・その構造下巻」（長石忠三著，医学書院，東京，1958），続いて「肺のリンパ系と肺癌」（岡田慶夫著，金芳堂，京都，1989）が出版されている．木原門下の小谷正彦（前述）は，引き続きリンパ管の個体発生と系統発生の研究（図2-20）を推進するとともに，日本の若き研究者たちと共にその研究課題は生体防御・リンパ免疫の領域へと発展させ，まさに，今日のリンパ学研究の開花をもたらした．その新しい展開とは，組織化学や電子顕微鏡など斬新な方法を駆使したもので，リンパ管の微細構造や微細分布に関する新知見である．それらの詳細については，別章（3，5章）に記述した．

　リンパ管観察法として隆盛を極めたゲロータ法は，直接リンパ管へ色素を注入するのではなく，組織間隙へ色素を注入（穿刺注入）し，周囲の微細なリンパ管へ色素を吸収させ描出させるといわば間接的なリンパ管描出法である．色素のリンパ管内の移動距離が短いことや，成人では描出の成功率が低いことから，もっぱら胎児を材料とすることを余儀なくされ，研究の困難さがあった．近年では，特に医療倫理の観点や献体の問題などで，残念なことに，ヒトのリンパ系の肉眼解剖学的研究についての新たな報告は世界的に非常に少なくなっている状況である[18]．

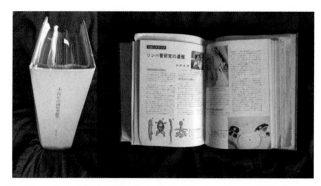

図2-20　熊本大学名誉教授小谷正彦先生　研究業績集（1990）

6. 世界の「リンパ学」

　「リンパ学」に関する研究集会（国際会議・学会）には，ほかの学問分野と同様，ヨーロッパではヨーロッパリンパ学会議，旧ドイツ連邦を中心とするドイツリンパ学会議（Lymphologica, German Speaking Lymphology），そして2年に1度開催されるヨーロッパ国際リンパ学会議（International Society of Lymphology：ISL）などがある．

　1991年第13回 ISL の開催（フランス・パリ）では，アセリウスの偉大な業績をたたえて，彼の肖像はプログラムの表紙を飾っている．さらに，2001年第18回（イタリア・ジェノバ）

でも再登場し，380年以上経った今も現代のリンパ学研究者に語りかけている[19]．著者（加藤）も第13回ISL会議に出席し講演した（演題：「リンパ管の新しい組織化学」ほか）．

日本の「リンパ学」研究の学会活動の国際化についてふれておく．現在の日本リンパ学会の前身は，1977年11月，松本での第1回日本リンパ系研究会総会に始まり，1978年10月にリンパ学第1巻として編纂された．そこに掲載された論文は，それ以前に各地区リンパ系研究会（東北地区第12回，中部地区第8回，近畿地区第8回，九州地区第6回）で発表されたものをまとめたものである．続いて全国7地区の地方会が設けられ，企業基金を設けて活発な研究活動が展開された．1985年にオーストラリア・アデレードで開催された第10回国際リンパ学会議での委員会において，4年後の第12回会議を東京で開催することが決まり，主催国として国内の各研究会が統合され，日本リンパ学会（理事長：初代西丸和義，第2代関清，第3代西満正）が発足した．1989年第12回国際会議は西満正理事長を会頭として東京で盛会理に開催された．**図2-21**はその時のプログラム表紙と抄録集である．表紙の図は日本の高名な彫刻家の版画であるが，まるでリンパ管の中をリンパ球が走っているように思えて面白い．下方の篆刻はリンパ・淋巴の淋を示している．

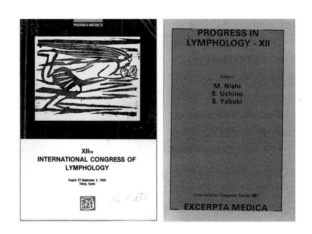

図2-21　国際リンパ学会（第12回東京）のプログラム抄録集の表紙(左)と学会紀要(抄録集，右)

その後，第4代理事長に大橋俊夫（信州大学生理学教授）が就任し，その輝く研究業績と若き理事長のリーダーシップにより，21世紀の「微小循環学」「免疫学」「腫瘍学」を合体した『新しいリンパ学』（「はじめに」図）という学問体系として創生され発展をとげ，現在に至るわけである．

近年の世界の「リンパ学」で，最も注目されているのは2年に1度開催されるゴードン・リサーチ・カンファランス（Gordon Research Conference）である．その第1回会議は2004年に主題「リンパ管の機能と病態の分子機構」（Gordon Research Conference

Molecular Mechanism in Lymphatic Function & Disease）開催された．2006年の第2回会議ではリンパ管の形成やその発生機序について，とくにリンパ管に特異的に発現する分子群とその遺伝子が注目された[20]．2014年の第6回会議はイタリアで開催され，若いリンパ学者達の「リンパ管新生」や「リンパ管生理学」についての熱い討議が行われた[21]．

参考文献

1) Bartels P : Das lymphgefasssytem. Jena fischer, 1909.
2) Kanter MA : The lymphatic system: a historical perspective. Plastic and Reconstructive Surgery 79 : 131-139, 1987.
3) Browse SR, et al : Diseases of the lymphatics. Arnold London 2003.
4) 「リンパ学－形態・機能・発生」（西村書店，1997）の付録p.311「リンパ管研究の歴史」（小谷正彦）
5) Wellauer J : The lymphtic system in history. in Progress in Lymphology, edited by Ruttimann, Geog Thieme Verlag. Stutgart, pp.2-8, 1996.
6) Leed SE : Three centuries of history of the lymphatic system. Surg Gynecol Obstet 144 : 927-934, 1977.
7) Veslingius J : Santagma anatomicums. Patavii: Frambotti, 1647 (quoted from Browse SR, et al. 2003)
8) Eustachio B : Opuscula anatomica. Venetiis, 1564 (quoted from Browse SR, et al. 2003)
9) Pecquet J : Experimenta nova anatomica quibus incognitum chylie receptaculum, et ab eo per thoracem in ramos uque subclavia vasa lactea defergunter. Paris: S&G Caromisy, 1651 (quoted from Browse SR, et al. 2003)
10) Van Horne J : Novus ductus chyliferus,nun primum delineates descriptus et erudutorum examine expositus. Leydon:Hack, 1652 (quoted from Browse S R, et al. 2003)
11) Bartholinus T : Vas lymphatica nuper Hafniae in animalibus inventa,et hepatis exsequiae. Hafniae P Hakins, 1653 (quoted from Browse SR, et al. 2003)
12) Eriksson G : The atlantic vision. Olaus Rudbeck and baroque science. Gunnar, Eriksson, 1994. (quoted from Browse SR, et al. 2003)
13) 小川鼎三：医学の歴史，中公新書，1964．
14) 小川鼎三：解体新書，蘭学を起こした人々．中央公論社，東京，1968．
15) Watanabe K, et al : Buntaro Adachi (1865-1945): Japanese Master of Human Anatomic Variation. Clin. Anat 25 : 957-960, 2012.
16) 安立文太郎：日本人のリンパ管系 Lymphgefasssytem der Japaner, Bd. 1. Der Ductus thoracicus. Kyoto Univ., 1953.
17) Funaoka S : Untersuchungen uber die physiologie der lymphbewgung. Heft1. Die Rontgenographie des lymphgefasse．京都大学解剖学第3講座論文集，1930．
18) 須網博夫：四肢リンパ系のマクロ解剖学．PEPARS 22 : 8-17, 2008.
19) 加藤征治：「第18回国際リンパ学会議印象記」リンパ学 24 : 71-80, 2001.
20) 江崎太一：第2回ゴードン会議印象記．リンパ学 29 : 102-103, 2006.
21) 渡部徹郎：ゴードン・リサーチ・カンファランスに出席して．リンパ学 37 : 3, 2014.

3章　リンパ管の観察法

1. リンパ管の型取り

　7世紀以前も人体の構造を知るために，数は少ないがやはり屍体を解剖して調べられていた．しかし，当時はよく知られているように，まだ屍体の防腐処理もなく保存は十分でなかったので，解剖体はすぐ腐敗してしまうため，臓器の精密な解剖による観察は成されてなかった．また，リンパ管は中を流れるリンパが無色かやや黄色味を帯び，時にせいぜい乳白色を呈する程度であり，管壁の厚さも薄いので死後は結合組織の中で圧平されやすく，血管とくらべて肉眼ではなかなか同定し難いのが現状である．17世紀から18世紀になると解剖体から直接石膏などで型取りし，ロウ（ワックス）を注入してできた型に丁寧に彩色するという方法で，人体臓器の立体ロウ模型が造られるようになった．このような模型をムラージュ（ロウ型模型）という（**図3-1**）．なお，18世紀，イタリア・フィレンツェ（トスカーナ地方）での解剖モデルとしてのムラージュの作成の経緯については解剖誌の文献[1]に詳しい．当時は"芸術と解剖学の融合"（美術解剖学）といったものであったと推察される．

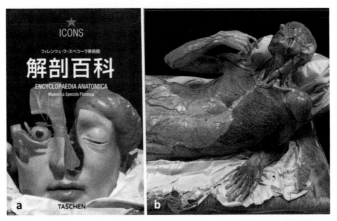

図3-1　ラ・スペコーラ美術館のムラージュ（ロウ型模型）
a:『解剖百科』表紙．b:上肢の皮下のリンパ管網・静脈

42　3章　リンパ管の観察法

　ヨーロッパ各地には当時のムラージュが現在も多く残っており，なかでもイタリア・フィレンツエの動物学博物館にある人類部門ラ・スペコーラ*はすばらしい．その博物館は一般に，『フィレンツエ・ラ・スペコーラ美術館』と呼ばれているもので，18世紀後半，トスカーナ大公だったペーター・レオポルド・フォン・ハプスブルグ・ロートリンゲンが，当時美術館にあった「学術的な」コレクションを集めたものである．

　自然科学に熱心な大公は，自然科学が社会の文化的発展のために重要であることを他の君主達よりはるかに早く認識していたのである．ここには，"解剖のヴィーナス"ともいわれる少女のムラージュがある．ムラージュの制作者は，クレメンテ・スッシーニという優れた技をもったロウ型標本制作の専門家である．彼は16歳で死亡した少女の身体を，腐敗前のフレッシュな状態のまま型取し，驚くことに血管や神経はもちろんリンパ管など比較的微細なところまでリアルに再現している（**図3-2**）[2]．なお，本図は図3-5a（p.44）のマスカーニのリンパ管解剖図と対比して，血管周囲にまつわりつくリンパ管網がよく詳細に描かれている．

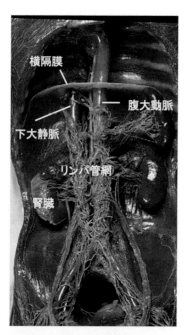

図3-2　腹腔内のリンパ管・血管網．動脈・静脈周辺のリンパ管網がよく描出されている
　　　ムラージュ（『解剖百科』2002より引用，名称は著者付記）

***ラ・スペコーラ**：イタリア語 "La Specola" は「天文台」・「観測所」observatory の意味で，設立当初は，物理や自然史のための王室博物館であった．

2. 種々の物質の注入

　肉眼ではみえない毛細リンパ管を観察し，リンパの源流を知ることは，どのようにして組織液がリンパ管へ吸収され，リンパの流れが始まるかを知る上で大変重要なことである．からだを流れるリンパ管を描出するため，空気やミルクから一般に墨汁・微粒子活性炭，水銀や硝酸銀溶液あるいは種々の色素（ベルリン青，パテント青紫）などさまざまな物の注入が試みられてきている．前述のアセリウスの観察後，1692 年アントニオ・ヌック（Antonio Nuck, 1650〜1692）は水銀溶液の注入によるリンパ管観察・描出法を最初に開発し，精巧なリンパ管解剖図譜を残している[3]（図3-3）．

　ヌックから約 100 年近く時代は下るが，同様な方法を用いて献体された屍体の全身のリンパ管を観察し，包括的な記述を残したのがウイリアム・クルックシャンク（William Cruikshank, 1786 年）[4]が最初とされている（図3-4）．彼はヒトのリンパ管とリンパ節について，"The absorbing vessels of the human body" を発表した．その後，パウロ・マスカーニ（Paulo Mascagni, 1787 年）は，きわめて精細な大判の 41 もの多数のリンパ管解剖銅版画を残している（図3-5）．この大判の図譜も上記のヌックの小解剖図書とともにテキサス大学ガルベストン校図書室に所蔵されている（図3-6）[5]．特筆すべきは，マスカーニはリンパ浮腫の成因が弁構造の不備かリンパ管の閉塞によることを認識していたようである．また，胸腹部のリンパ管解剖図として，当時モンローⅡ世（Monro secundum）の指揮でフィフェにより作成されたものがある（図3-7）．さらに，リンパ管観察の研究分野ではフランスの

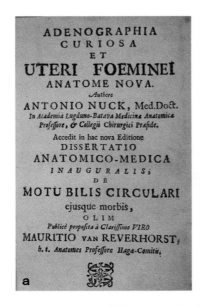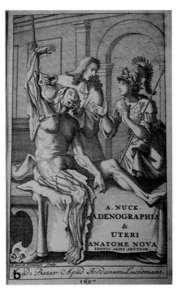

図3-3　ヌックの解剖図書（1692）
表紙（a）と図（b）

44　3章　リンパ管の観察法

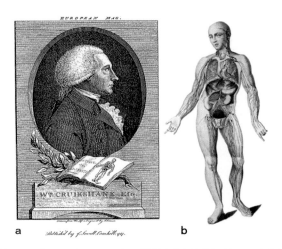

図3-4　クルックシャンクの肖像(a)と解剖図(1786年)(b)

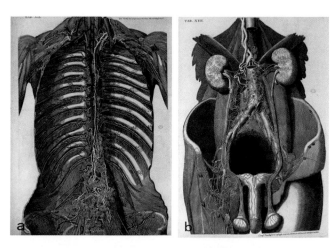

図3-5　マスカーニのリンパ管解剖銅版画
a:胸管の走行を示す．b:腹腔内の血管にまつわるリンパ管網を示す．

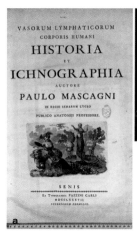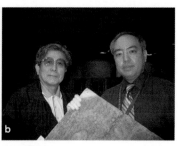

図3-6　マスカーニの解剖図書(1787年)
a:表紙．b:著者二人で持つ大きさの図版
（テキサス大学ガルベストン校図書室にて）

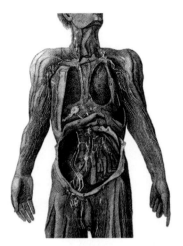

図3-7　フィフェの胸腹部のリンパ管解剖図
（部分図譜集，1800年）

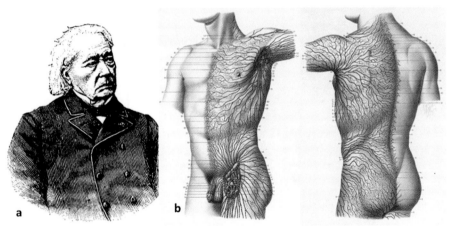

図3-8　サピーと解剖図
a：サピー像．b：皮下のリンパ管分布図

　サピー（Sappey PC, 1874年，**図 3-8a**）も水銀注入法を用いて観察し，体系的なヒトリンパ管系の著書を出版している[6]（**図 3-8b**）．彼の報告は，今なおリンパ管系の肉眼解剖学の基盤となっており，本分野での最大の貢献者の1人とされている．

　リンパ管注入剤の開発により，新しい観察研究法として1896年ゲロータ法*が生まれた．本法に用いる注入剤は，油性色素を主体とする液で，これまで使用されてきた水銀の毒性や常温での揮発性などの欠点を除くものである．かつ注入後の保存性が良く微細なリンパ管

網の観察に適するので，光学顕微鏡の開発・普及とともに汎用された．1909年ポール・バルテルス（Paul Bartels）はこのゲロータ法を用いて，胎児を材料としてリンパ管を観察し，リンパ管解剖成書を刊行している[7]（図3-9）．20世紀になって，わが国におけるリンパ管の解剖学的研究では，もっぱらゲロータ法を用いた胎児の観察が精力的になされた．その結果，リンパ管は急に細くなったり，太くなったり一定せず複雑な網を構成していることが明らかにされた．

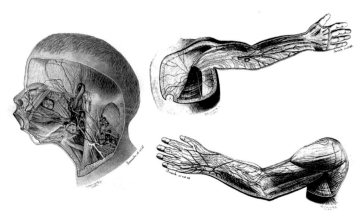

図3-9　バルテルスのリンパ管解剖図
（水銀注入実験による描画）
(Bartels, 1909)

また，組織に針を刺して組織間隙に注入液を注入する方法（穿刺注入法）がある．穿刺部位の結合組織間隙から，穿刺注入物は毛細リンパ管へ吸収され，太いリンパ管を経て付近のリンパ節に達する．注入物としては古くから墨液が用いられているが，近年になって国内外でコロイドカーボン液（colloidal carbon supension, Perikanwerke, Hannover：FRG）が常用されている．わが国では，萩原らによって炭素粒子の極めて細かい微粒子活生炭（直径21 nm）が開発され[8]，組織内穿刺注入による微細リンパ管網の描出が可能となった[9]．この方法は穿刺部位が汚染されリンパ管の起始部位が現れにくいという欠点はあるが，穿刺の方法（部位）によってはリンパ管網がよく現れ，リンパの流れを観察することができる（図3-10）．なお，穿刺注入法は14章4項センチネルリンパ節の観察にも用いられている．

わが国で特筆すべきものは，硝酸銀溶液と墨汁の混合液の動脈内注入法（加墨汁硝酸銀水局所動脈注入法）[10]である．この方法では，血管に注入された混合液中の粒子の大きい墨汁はそのまま血管内に留まるが，粒子の小さい硝酸銀は動脈の壁を通過して組織間隙に漏出し，そこにあるリンパ管へ吸収される．その結果，血管内には墨粒子があるがリンパ管内にはなく，リンパ管内皮細胞境界に沈着した銀粒子が，還元銀（銀黒）として容易に観察されるの

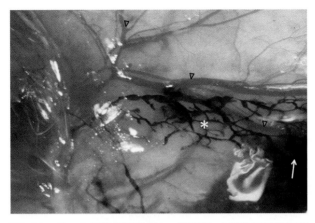

図3-10　ラット胃粘膜下のリンパ管網(＊)微粒子活性炭を右下隅に穿刺注入(矢印)　矢頭：血管

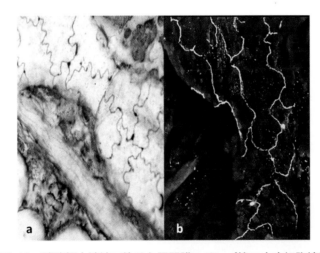

図3-11　硝酸銀水溶液で染めた腸間膜のリンパ管の内皮細胞境界
(a：光学顕微鏡像. b：SEM反射電子像)

である．本法では，銀黒によりリンパ管内皮細胞どうしの結合が，図1-6の毛細リンパ管の如く，お互いに入り組んで柏の葉のように滑らかに蛇行した線として描出できるのが特徴である（**図3-11**）．

　著者の開発したリンパ管マイクロ注入法（Suami法）[11]について簡単に説明する．本方法は，次に述べる過酸化水素法とリンパ管造影，顕微鏡手術の技術を組み合わせたものと考えると理解し易い．従来より，過酸化水素水を用いて実体顕微鏡下でリンパ管を観察する方法は知られていたが，主に対象は臓器の表面のリンパ管に限られていた[12]．この過酸化水素を屍体の皮膚や皮下組織に注射すると，傷口に過酸化水素を振りかけたのと同じように，組織

内に存在する酵素と反応して，細かな酸素の気泡を発生する．リンパ管が，通常実体顕微鏡を使っても観察できないのは，死後はリンパ管が閉塞しているためと，リンパ液は血液のように色がはっきりしていないためであるが，この組織内に発生した酸素気泡でリンパ管を膨らませることにより，透明な管腔構造として実体顕微鏡下にリンパ管を認識することが可能である．細い静脈との区別が問題となるが，集合リンパ管内に存在する弁構造はヒトの場合2〜5mm間隔と，静脈よりはるかに密に存在することと，その弁の部分でリンパ管はくびれているため数珠状にみえることで，慣れてくれば容易に鑑別可能である．リンパ管を囲んでいる脂肪組織を取り除くには，顕微鏡手術器具とそれを使いこなす技術が必要であるが，形成外科のトレーニングを受けている場合には追加訓練は要しない．リンパ管が確認されたら，先端に極細の注射針やビニールカニュラまたはガラス毛細管などを直接リンパ管に穿刺し，色素液をリンパ管へ直接注入することによってリンパ管網やリンパ節を観察する（**図3-12**）．また，注入剤に金属を含む造影剤を用いれば，肉眼（**図3-13a**）とX線画像（**図3-13b**）の両方が観察可能である．

　先に述べた穿刺注入法は，組織内に間接注入し，偶然リンパ管に取り込まれることを期待する方法であるが，マイクロ注入法は，集合リンパ管を確認し，選択的にリンパ管のみに注入を行うので，直接注入法と表現される．さらなる利点としては，注入液としてアクリル色素を用いれば，組織固定の際に消退することなくリンパ管を内側から縁取ることが可能であり，酵素組織化学染色と同様に組織学検査でのリンパ管の同定にも有用である．

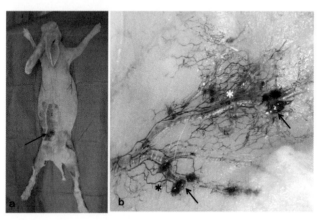

図3-12　色素パテント青紫をリンパ管へ注入したウサギ(a)とリンパ管網(*)および注入箇所(矢印)

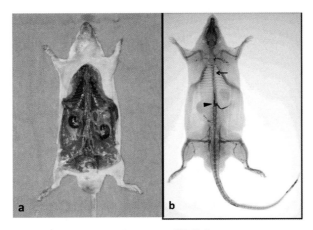

図3-13 ラットのリンパ管分布
a：ラットに造影剤（色素含む）を注入.
b：全身のX線画像（矢印：胸管，矢頭：乳び槽）

＊ゲロータ法：ルーマニア・ブカレストの解剖学者ゲロータ Gerota（1867～1939）によって開発されたもので，油絵の具のプルシアン青とテレピン油を乳鉢でよく磨砕し，エーテルを入れて混和し，布で濾過したゲロッタ液を注入する方法．

3. リンパ管マーカー(1) 酵素組織化学

　20世紀も終わり近くとなって，実験病理，臨床検査レベルで，毛細血管と毛細リンパ管とを明確に区別するための簡便で実利的な観察法が求められるようになり，組織レベルで両者を染別する新しい観察法の開発をみることになる．以下，3，4項では近年の新しいリンパ管学（"リンパ組織化学"）の新展開について記述する．

　リンパ管のリンパ中にはカタラーゼ＊という酵素が含まれているので，前述の如く組織へ過酸化水素を穿刺注入したり，組織を直接過酸化水素水に浸漬することにより，発生した酸素ガスによりリンパ管を膨隆させ観察できる．これがリンパ管観察のための過酸化水素処理法[12]である．ただし，高濃度の過酸化水素処理では，リンパ管だけでなく血管や間質も反応して多くの気泡を発生し，脈管を区別し難い．そのことを解決するため，過酸化水素水の濃度を約1.0％以下の低濃度として，約1分程度の短時間処理することによって，効率よくリンパ管を可視化することが可能となった（**図3-14**）．

　また，リンパ管内皮細胞は種々の酵素を含むが，とくに血管と比べると5′-ヌクレオチダーゼ（以下，5′-Naseと略記）＊＊という酵素の活性が高く，一方，アルカリ性フォスファターゼ（ALPase）活性は逆に血管の方がリンパ管より高いことが組織化学的に明らかである．著者らはこのことを利用して独自に開発した5′-Nase組織化学法[13,14]（**図3-15**）により，組

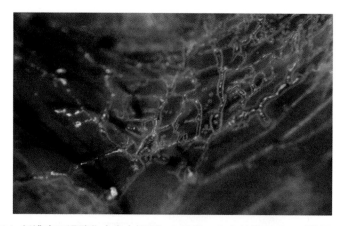

図3-14 低濃度の過酸化水素水処理によるラット心外膜のリンパ管網の描出

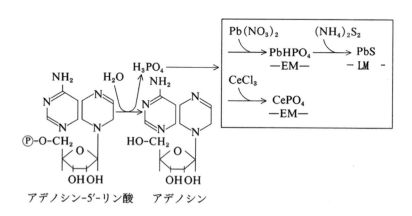

図3-15 5′-ヌクレオチダーゼ(5′-Nase)反応図(Pb, Ce金属塩法)
LM：光学顕微鏡観察法, EM：電子顕微鏡観察法

織切片や伸展標本でリンパ管を染色し光学顕微鏡で観察した．最初に 5′-Nase 染色し，続いて同じ標本を ALPase 染色（5′-Nase-ALP 酵素二重染色）することによって，組織切片（口絵2）や組織伸展・全載標本（口絵3）で，リンパ管と血管を明確に染別することができる[15,16]．両酵素二重染色において，5′-Nase 反応の基質に用いるアデノシンーリン酸（AMP）が非特異的 ALPase 反応の基質にもなり陽性の反応を示す．したがって重要なことは，反応液に L-テトラミラゾール（L-tetramisole，非特異的 ALPase 反応の阻害剤）を加えその非特異的 ALPase 反応を抑制することによって，5′-Nase 活性の極めて良好な特異的反応を得ることである（口絵 2b，図 3-16a）[17]．なお，酵素反応の捕捉剤に金属（鉛）を用いる組織化学金属法では，5′-Nase 反応陽性のリンパ管を TEM 電顕像で血管と明確に区別し観察で

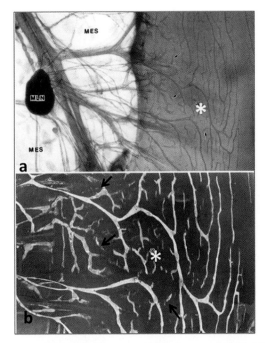

図3-16 小腸の腸間膜のリンパ管網（5′-Nase組織化学）[16]
a：膜の伸展標本の光学顕微鏡像．b：同一標本（∗）のSEM反射電子像
矢印：リンパ管．MES：腸間膜．MLN：腸間膜リンパ節

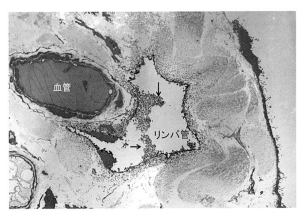

図3-17 腸管の5′-Nase酵素組織化学TEM像
モナストラル青***（銅を含む色素，矢印）を組織穿刺注入し，組織を酵素染色した．

きる（**図3-17**）．また，組織ブロックでの反応では，SEM反射電子像として観察することができる[18]．とくに**口絵2**や**図3-16**のごとく，同一標本（組織切片および全載標本）で光学顕微鏡像とSEM像とを比較観察でき極めて効果的である[19]．なお，あらかじめ蛍光色素（FITC）を組織内へ穿刺注入しリンパ管をマークした組織切片を5′-Nase染色すると，蛍光

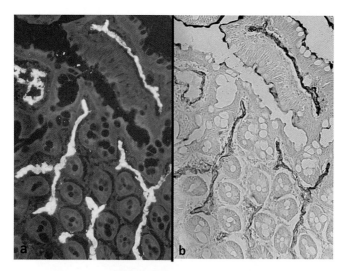

図3-18 小腸粘膜・絨毛のリンパ管（同一切片）
a：蛍光色素（FITC）注入．b：5′-Nase染色

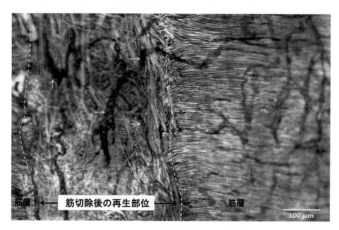

図3-19 腸管筋層の切除後の再生部位の新生リンパ管
（破線：組織切除部，矢印：5′-Nase強陽性）

色素で示された中心リンパ管が5′-Nase陽性像として描出されていることから，5′-Nase染色陽性像がリンパ管を示すことが確かめられた（図3-18）．

ところで，リンパ管において5′-Nase活性はどのようにして発現し，その機能的意義がどうか，残念ながら未だ不明である．大変興味深いことは，5′-Nase活性の発現は，1）全てのリンパ管に一様に観られるのではなく，もっぱらリンパの輸送にあずかる胸管のような太いリンパ管より組織液の吸収に働く毛細リンパ管の内皮に強いこと，2）成長活性（新生・再生）の高い毛細リンパ管の内皮細胞に強いこと（図3-19）[20]などである．たとえば，頸部静脈など静脈の一側で，リンパ管内皮細胞分化のマスター遺伝子と考えられているProx1（以

下，4. 免疫組織化学参照）を発現するリンパ管内皮前駆細胞も5′-Nase活性を発現していることから，5′-Nase活性はリンパ管の成長部に発現すると推察される[21]．

また，5′-Naseによる分解産物の一つであるアデノシン（adenosine）は，血管の弛緩による血流の調節や神経伝達の調節や組織保護など多彩な作用を持つことが知られている．このアデノシンの受容体の一つであるA1受容体は発達中のリンパ管の近傍に分布する平滑筋に局在しており，リンパ管内皮が産生する5′-Naseがアデノシン受容体を介して周囲の組織の発達や機能発現の調節に関与している可能性が考えられ興味深い．しかし，その意義について，リンパ管内皮細胞における酵素の機能は，物質吸収・輸送あるいは基質特異性から核酸代謝に関与するとも考えられるが，現在のところ明らかではない．

> ***カタラーゼ**：catalase，過酸化水素を不均化して酸素と水に変える反応を触媒する酵素．
> ****5′-ヌクレオチダーゼ**（5′-Nase）：5′-nucleocidase，ヌクレオシド5′リン酸を加水分解してヌクレオシドと無機リン酸を生成する酵素で，原形質膜の指標酵素としてよく知られている．
> *****モナストラル青**：Monastral blue，別名フタロシアニン青 Phtalocyanine blue BN.

4. リンパ管マーカー(2) 免疫組織化学

1980年代になると，がん研究の分野で癌遺伝子の探索が盛んとなり，多くの増殖因子とその受容体が発見された．とくに，血管内皮細胞に特異的に発現する分子群すなわち血管内皮増殖因子受容体 VEGFR1（vascular endothelial growth factor receptor 1）の存在が明らかにされ，血管新生の分子機構が解明され注目された．

一方，リンパ管については，1990年代後半となって，VEGF受容体ファミリー*であるVEGFR3がリンパ管内皮細胞に特異的に発現することがあきらかになった．VEGFR3のリガンド**として同定されているVEGF-Cはリンパ管内皮細胞のVEGFR3に結合してリンパ管新生を誘導する新生因子である[22,23]．その後，VEGF-C以外，LYVE-1, Prox1, ポドプラニン（podoplanin），アンギオポエチン2（angiopoetin 2）などの多くのリンパ管新生因子が同定され，リンパ管内皮の特異的マーカーとしてモノクローナル抗体***を用いた免疫組織化学的検索（特異抗体による抗原の同定）が推進され，「リンパ管の発生・新生」の研究のブレイクスルーとなった[24]．「リンパ管の発生・新生を司る分子機構の解明」のその新しいブームの火付け役となったのは，今から20年以上も前のことになるが，当時若き解剖学者達を中心とする研究グループ（文部省科学研究費補助金による研究班，"夢想会"と呼称）活動であった[25]．

以下，近年リンパ管の免疫組織学的同定に用いられている各種のリンパ管特異的マーカーについて説明を加える．

> * **VEGF受容体ファミリー**：VEGFR1, VEGFR2, VEGFR3
> ****リガンド**：特定の受容体（レセプター, receptor）に特異的に結合する物質のこと．リガンド（ligand）が対象物質と結合する部位は決まっており，例えば，酵素タンパク質とその基質のように，選択的または特異的に高い親和性を発揮する．
> *****モノクローナル抗体**：単一の抗体産生細胞に由来するクローン（細胞集団）から得られた抗体分子（免疫グロブリン）．

○脈管内皮増殖因子VEGF群とその受容体

リンパ管内皮細胞に特異的に発現する代表的な分子としては，上述のVEGFファミリーであるVEGF-C，VEGF-Dの受容体VEGFR3がある．VEFG-Cをノックアウトしたマウスにリンパ管が発生しないという観察から，この分子は，胎生期の血管・リンパ管発生に必須であり，リンパ管内皮細胞の増殖とリンパ管形成の分子機構の中心をなしており，リンパ管同定の有力な分子マーカーとされている（図3-20）．

また，腫瘍細胞自身がVEGF-Cを過剰に発現していることが知られている[26]．腫瘍細胞のVEGF-C，VEGF-Dの発現と腫瘍のリンパ節転移との関連について，乳がん組織においてその発現が大きい程，手術後の転移・再発の比率が高いなど臨床病理学的報告[27]や種々の腫瘍モデルを用いた実験[28]からもこのことを支持する結果が得られている．また，腫瘍（線維芽腫）の移植実験では，腫瘍の内部のリンパ管は圧平されているが，表層のリンパ管はVEGF-Cにより過形成され[29]，組織液やがん細胞の取り込みを促進し，がんのリンパ行性転移に働いていることが推察されている．これらのことから，VEGF-C，VEGF-D/VEGFR3系は生理的なリンパ管形成のみならず病的なリンパ管新生や腫瘍のリンパ節転移を制御する重要な標的と考えられているが，この系がリンパ管内皮細胞の分化に如何に関与するかはまだ明らかではない．なお，腫瘍内ではリンパ管が圧平されて機能が低下しているので，間質の圧が高まり抗がん剤などの薬物の浸透は阻害される[30]．

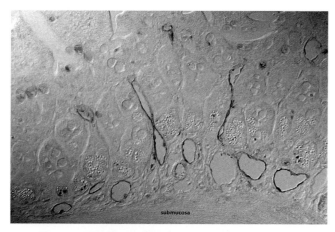

図3-20　腸粘膜の組織切片のVEGFR3陽性リンパ管

○ヒアルロン酸受容体 CD44 のホモログである LYVE-1

　ヒアルロン酸は，白血球などの細胞の組織内での遊走および脈管内移動に働いていると考えられており，リンパ管内皮細胞に特異的に発現するヒアルロン酸受容体として LYVE-1 が同定され[31]，リンパ管の有効なマーカーとして利用されている（**図 3-21, 22**）[32]．LYVE-1 は成体の血管系には発現が認められないので，血管マーカー（CD31）との二重免疫染色で両脈管が明確に染別・観察される（**口絵 4**）．

　LYVE-1 は VEGFR3 と同様に胎生初期に血管内皮細胞に発現しているが，リンパ管発生において最初にリンパ管内皮細胞に限局して発現する．この LYVE-1 を発現している細胞はリンパ管内皮細胞に分化する能力を獲得しているが，分化が起こるためには以下の Prox1 の発現を待たねばならない．

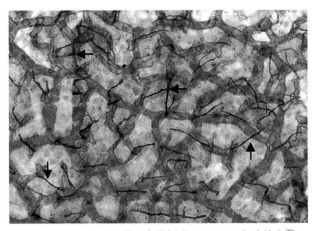

図3-21　マウス小腸粘膜の全載標本のLYVE-1免疫染色[30]
粘膜下層に広がるリンパ管網とそこから伸びる多数のひげ状の突起(矢印)は腸絨毛内の中心リンパ管を示す．

（弘前大学医学部　下田浩先生提供）

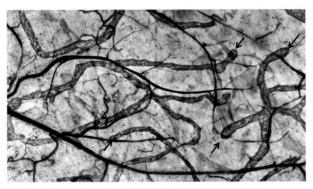

図3-22　マウス胃の全載標本のLYVE-1免疫染色
太い管：LYVE1陽性リンパ管，矢印はリンパ管の起始部，
細い管：ゼラチンインクを注入した血管．

（弘前大学医学部　下田浩先生提供）

○ホメオボックス転写因子 Prox1

　Prox1 はホメオボックス転写遺伝子の一つでリンパ管内皮細胞分化のマスター遺伝子と考えられている[33]. 正常動物の脈管系においてはリンパ管内皮細胞に特異的に発現している. しかし, Prox1 発現遺伝子を除いた実験動物であるノックアウト・マウス*では, 静脈からのリンパ管の発芽が停止するという. このような実験結果から, Prox1 が, 静脈内皮細胞からリンパ管内皮細胞に形質転換する際のマスター遺伝子であることが明らかとなり, リンパ管発生に必要な転写因子であるとされている.

○アンギオポエチン-2（Angiopoietin-2）

　アンギオポエチン-2（Ang-2）は血管内皮細胞と壁細胞間の作用を制御する血管新生や退縮に関与することが知られている[34]. 最近のマウスを用いた観察では, 胎生期のリンパ管内皮細胞に恒常的に Ang-2 の発現がみられている. 特に, 頸部の静脈からのリンパ管内皮細胞が分化・発生する過程で, 他のリンパ管内皮マーカーの Prox1 と一致して Ang-2 が発現していき（図3-23）, Ang-2 の遺伝子欠損ではリンパ管の低形成がみられることから（図3-24）, Ang-2 がリンパ管の形成においても重要な役割を果たしていることがうかがわれる.

　これまで異なる研究領域で検討されていたいくつかの機能分子がリンパ管の形成にも関与することが明らかになってきたが, 今後もさらに多くのリンパ管のプロフィールに関する因子が発見されることが予測される. これらの機能分子に関連したリンパ管の形態形成の機序が明らかにされることにより, 悪性腫瘍やリンパ浮腫などの種々の疾患の病態解明や治療法の開発への新たな展開が期待される.

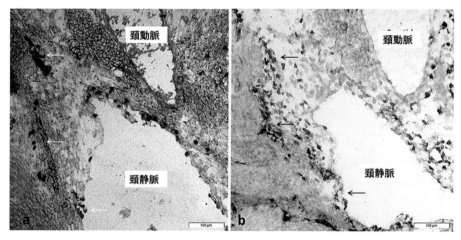

図3-23　マウス胎児（E15）の頸静脈のProx-1(a)とAng-2(b)の発現
Prox1を発現する細胞に一致してAng-2の発現がみられる.
（弘前大学医学部　下田浩先生提供）

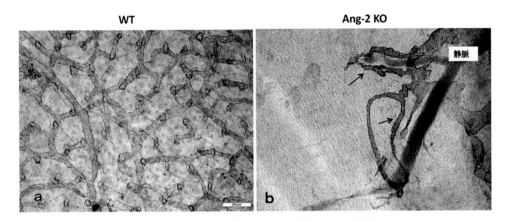

図3-24 マウス空腸粘膜のリンパ管（LYVE-1染色）
a：WT（野性型），b：Ang-2ノックアウト（欠損型）ではリンパ管の著しい低形成（矢印）がみられる．
（弘前大学医学部　下田浩先生提供）

○糸球体濾過装置調節蛋白ポドプラニン（Podoplanin）

　ポドプラニン（Podoplanin）は，腎小体**のたこ足細胞で糸球体濾過装置蛋白として同定された糖蛋白であり，正常個体のリンパ管内皮細胞の細胞膜に特異的に認められる．型膜蛋白である（**図3-25**）[35]．現在ヒトポドプラニンを認識するマウスモノクローナル抗体（D2-40抗体）よる染色は臨床診断にも利用されている．ポドプラニンのノックアウト・マウスでは，静脈とリンパ管が吻合したままリンパ管の低形成によりリンパ浮腫が生じることが報告されている[36]．近年，ポドプラニンが血小板上のCLEC-2（C-type lectin-like receptor 2）を活性

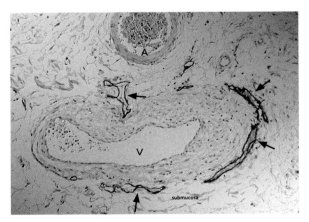

図3-25　ヒト大腸粘膜のポドプラニン陽性リンパ管（矢印）
（A：動脈，V：静脈）

化し，血小板凝集を引き起こすことが報告された[37]．この現象はリンパ管発生において静脈から初期リンパ嚢が形成され，両者が分離する際に起こることが推測されている[38]．

また，ポドプラニンはリンパ管内皮細胞以外で，体腔がリンパ系と交通している部位，たとえば腹腔と横隔膜リンパ管の交通とか脳脊髄液腔と嗅神経鞘などに発現している．脈管外通液路の概念と考え併せると，体腔，リンパ管そしてリンパ節に至るまで表面にポドプラニンを発現した閉鎖腔の形成が推察され[39]，大変興味深い．

以上，近年リンパ管発生に関わる増殖因子，転写因子さらに周囲の細胞との相互作用を担う分子が次々と同定され，各分子の機能が明らかにされたことにより，個体発生におけるリンパ管発生のメカニズムが解明されてきた．この背景には，上述のようにリンパ管特異分子に対する抗体が汎用され，病理組織学的に分子レベルで解析することが可能となったことが大きな要因である．

> *ノックアウト・マウス：1個以上の遺伝子が無効化された遺伝子組換えノックアウト・マウス（knockout mouse）．遺伝子を不活性化させ，正常マウスと比較することで，その遺伝子の機能を推定．
> **腎小体：腎臓内で血液を濾過する装置（マルピギー小体）で，糸球体とボウマン嚢から構成．

参考文献

1) Hilloowala R, Renahax J : XVIII century anatomical models at La Specola, Florence. Anat Anz Jena 159 :141-158, 1985.
2) 解剖百科（フィレンツエ・ラ・スペコーラ美術館）(Encyclopaedia Anatomica, Museo La Specola Florence), タッシェン・アイコンシリーズ, 2002.
3) Nuck A : Adenographia curiso et uteri foeminei anatome nova. Lugduni Betavorum P Vander Aa., 1692.
4) William Cruikshankの解剖図（1786）: Cruikshank WC : The Anatomy of the absorbing vessels of human body. G.Nicol, London, 1786.
5) Paulo Mascagniの解剖図（1787）: Mascagni P : Vasorum lymphaticorum Corporis Humani Historia et Ichnographia. Pazzini Carli Sienne 1787.
6) Sappy PC : Anatomie Physiologie. Pathologie des vaisseaux lymphatiques. Adrien Delahaye Paris 1874.
7) Barteles P : Das Lymphgefassytem. In Handbuch der Anatomie des Menschen. Jene Gustav Fisher 1909.
8) Hagiwara T, et al : In vitro examination of Mitomycin C absorped to small sized activated carbon particles (In Japanese with English abstract). Akita J Med 10 : 419-422, 1984.
9) Ji RC, et al : The distribution and architecture of lymphatic vessels in the rat stomach as revealed by an enzyme-histochemical method. Okajimas Folia Anat Jpn 73 : 37-54, 1996.
10) 森 堅志：末梢リンパ管の形態学的研究法，微細構造，並びに血管との位置関係．解剖誌 54 : 1-20, 1979.
11) Suami H, et al : A New Radiographic Cadaver Injection Technique for Investigating the Lymphatic System. Plast Reconstr Surg 115 : 2007-13, 6/2005.
12) Parke WW, Michels NA : A method for demonstrating subserous lymphatic with hydrogen peroxide. Anat Rec 146 : 165-171, 1963.
13) 加藤征治：酵素組織化学法によるリンパ管の確定法．リンパ学 12 : 13-21, 1989.

14) 加藤征治, 他：毛細リンパ管と毛細血管の鑑別染色法（5′-Nase-ALPase 二重染色法）リンパ学 16：9-17, 1993.
15) 加藤征治：新しいリンパ管の同定法．ミクロスコピア 6：164-167, 1989.
16) Shimoda H, et al：Enzyme-histochemical demonstration of the intramural lymphatic network in the monkey jejunum. Arch Histol Cytol 60：215-224, 1997.
17) Kato S, et al：Structural organization of the initial lymphatics in the monkey mesentery and intestinal villi wall as revealed by an enzyme-histochemical method. Arch Histol Cytol 56：149-160, 1993.
18) Kato S, et al：Application of backscattered electron imaging to enzyme histochemistry of lymphatic capillaries. J Electron Microsc 39：186-190, 1990.
19) Kato S：Enzyme-histochemical identification of lymphatic vessels by light and backscattered image scanning electron microscopy. Stain Technol 65：131-137, 1990.
20) Shimoda H, Kato S：A model for lymphatic regeneration in tissue repair of the intestinal muscle coat. Int Rev Cytol 250：73-108, 2003.
21) 下田　浩：リンパ管発生・新生の分子形態学的プロフィール．リンパ学 33：39-41, 2010.
22) Alitalo K, et al：Lymphangiogenesis in development and human disease. Nature 438：946-953, 2005.
23) Joory KD, et al：Vascular endothelial growth factor-C (VEGF-C) expression in normal human tissues. Lymphat Res Biol 4：73-82, 2006.
24) Tammela T, Alitalo K：Lymphangiongenesis: Molecular mechanisms and future promis. Cell 140：460-476, 2010.
25) 大谷　修, 他（編）：リンパ管－形態・機能・発生，西村書店，1997.
26) Salven P, et al：Vascular endothelial growth factors VEGF-B and VEGF-C are expressed in human tumors. Am J Pahtol 153：103-108, 1998.
27) Nakamura Y, et al：Lymph vessel density correlates with nodal status.VEGF-C expression and progress in breast cancer. Breast Cancer Res Treat 91：125-132, 2005.
28) Karpanen T, et al：Vascular endothelial growth factor C promotes tumor lymphangiogenesis and intralymhatic tumor growth. Cancer Res 61：1786-1790, 2001.
29) Jeltsch M, et al：Hyperplasia of lymphatic vessels in VEGF-C transgenic mice. Science 276：1423-1425, 1997.
30) Jain RK：Barriers to drug delivery in soil tumors. Sc Am 271：58-65, 1994.
31) Banerji S, et al：LYVE-1, a new homologue of the CD44 glycoprotein, is a lymph-specific receptor for hyaluronan. J Cell Biol 22 144：789-801, 1999.
32) 下田　浩：リンパ管を染め出す．ミクロスコピア 22：19-25, 2005.
33) Wigle JT, et al：An essential role for Prox1 in the induction of the lymphatic endothelial cell phenotype. EMBO J 21：1505-1513, 2002.
34) Thurston G：Role of angiopoietins and Tie receptor kinases in angiogenesis and lymphangiogenesis. Cell Tissue Res 314：61-68, 2003.
35) Schacht V, et al：T1alpha/podoplanin deficiency disrupts normal lymphatic vasculature formation and causes lymphedema. EMBO J 22：3546-3556, 2003.
36) Uhrin P, et al：Novel function for blood platelets and podoplanin in developmental separation of blood and lymphatic circulation. Blood 115：3997-4005, 2010.
37) Suzuki-Inoue K, et al：Involvement of the snake toxin receptorCLEC-2, in podoplanin-mediated platelet activation, by cancer cells. J Biol Chem 82：5993-6001, 2007.
38) Carramolino J, et al：Platelets play an essential role in separating the blood and lymphatic vasculature during embryonic angiogenesis. Circ Res 106：1197-1201, 2010.
39) 岩田　要，宮園幸平：リンパ管および漿膜腔に発現するポドプラニンの役割（第37回日本リンパ学会総会西賞）．リンパ学 36：70-74, 2013.

4章 リンパの流れの特徴

1. リンパ管の走行

　全身のリンパの流れは，皮膚の毛細リンパ管より始まり，さらにリンパを集めて集合リンパ管として筋膜より浅い層を流れる浅リンパ管と，途中多くのリンパ節を経て，次第に深層へと至りやや太い深リンパ管となって，リンパ本幹*に集まる．その流れは，最終的に下半身と左上半身からのリンパ管は胸管（左リンパ本幹に相当），右上半身からのリンパ管は右リンパ本幹に集まり，両者は頸部でそれぞれ左および右の静脈角（鎖骨下静脈と内頸静脈の合流部）に注ぐ（図4-1）．リンパ管の走行分布について，先に忽那は「リンパ管の走行分布についての3原則」を謳っている[1]．すなわち，原則1：人体において全てのリンパ管は静脈への合流の前に必ず一つまたはそれ以上のリンパ節を通過する（介在律），原則2：リンパ流は末梢より中枢方向へ向かって一方向のみに流れる（伝導律）つまり，集合リンパ管には弁があるので，正常時は決して所属部位を異にするリンパ節に注いだり，逆流したりすることはない．原則3：人体の正中線近くにおいては，リンパ管はそれが浅層であろうが深

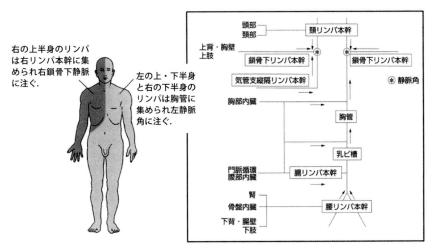

図4-1　リンパ管系の流域（左）とリンパの流れ（右）
矢印はリンパの流れを示す．「休み時間の解剖生理学」（加藤，講談社）より引用

層であろうと左右吻合する（正中交叉現象）．

最近，江崎は上記忽那の3原則に，原則4として，「リンパ管は再生するが，リンパ節は一度郭清すると再生しない」を加え，「リンパ管・リンパ節の走行分布の4原則」を報告している[2]．

全身のリンパを流すリンパ管系が左右対称でなく，なぜ胸管がこのような走行をとるのか？

系統発生**の観点からみると，リンパ管系が血管系から独立した硬骨魚類，両生類，爬虫類，鳥類のすべてで，もともと胸管は大動脈の左右両側に1条，計2条あり，頭側に伸びてそれぞれ左右の静脈角に開口する．哺乳類になって，左右の胸管の間にあって両者を結んでいた吻合枝が1本残り，連結するという形になった．つまり，右胸管と一部残った左胸管の左静脈角に注ぐ管と連結してリンパを静脈に戻す．ヒトの胎児でも，胎生の初期には左右に胸管があって，それぞれ左右の静脈角に開口するという[3]．それが，胎生後期から生育と共にこのような走行をとればリンパ輸送に何か有利なことがあるのか不思議である．

前述の体表のリンパの流れ方には，流れを区分するいくつかの境界線がある．ちょうど雨水を異なった水系に分けて流す山の峰々の分水嶺のように，リンパにもそのような流れがある．ある部位を境として体の左右・上下に分かれ，頸部・腋部・鼠径部のリンパ節へ流れ込む．この体液区分線を分水嶺にたとえて，「リンパ分水嶺」[4]と呼ばれている（**図4-2**）．**口絵5**は全身の浅リンパの流れる方向を記した地図である．

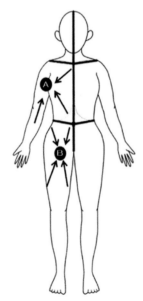

図4-2 体表のリンパの流れ（体液区分－リンパ分水嶺をラインで示す）
互いに交通が少ない境界（体の正中，鎖骨・臍の高さ）があり，上下左右分画に分けられる．(A:腋窩リンパ節，B:鼠径リンパ節)

> *リンパ本幹：最終的に静脈に流れる集合リンパ管の主管
> **系統発生：生物種族が進化とともに形態を変え，家系のような一つの発展系統をつくりだすこと．ドイツの生物学者 E.ヘッケルにより提唱（Phylogeny, 1866）．

2. リンパ管の集合と太さ

　手の指間や足の趾間の皮下に墨を注入すると，いずれ手背や足背に数条の浅リンパ管が現れ，前腕や下腿を上行する．上肢では墨は肘部を越えて三角筋胸筋リンパ節を経て鎖骨下リンパ節に入る経路と直接外側腋窩リンパ節を経て鎖骨下リンパ節に入る経路とが存在する（**図 4-3**）．また，下肢では，直接浅鼠径リンパ節を経る経路と膝窩リンパ節を経て深リンパ管となる経路があり（**図 4-4**），それらは外腸骨動脈に沿う下腸骨リンパ節，総腸骨動脈に

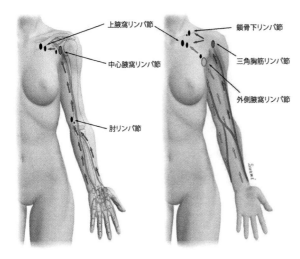

図4-3　人体のリンパ管分布図
　　　　（上肢のリンパの流れ）

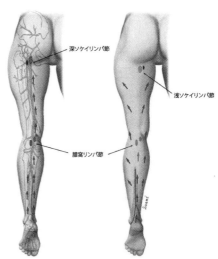

図4-4　人体のリンパ管分布図
　　　　（下肢のリンパの流れ）

沿う上腸骨リンパ節から腹大動脈に沿う傍大動脈リンパ節を経て腰リンパ本幹から乳び槽（第12胸椎から第2腰椎の高さ）に流入する．ここから胸管が始まる．

　リンパ本幹のうち，胸管は不整形の太さで直径約4mm，長さ約40cmの最大のもので，そのリンパ流量はは成人で1日990ml，ヒツジで2,600mlにもなるという．胸管は，乳び槽から始まり，腹腔内を上行し横隔膜の大動脈裂孔より胸腔内へはいる．胸腔内では正中右側を上行した後に，第5胸椎の高さで正中左側へ移行し，左静脈角に流入する型が最も多い（図4-5）．その走行には日本人261の剖検例による「足立の分類」[5]で提唱されているように亜型が多い．胸管は胸腔内において食道と伴走しており，リンパは胸腔内から胸管へ流入するので，食道がんのリンパ行性転移への関与が推測される．

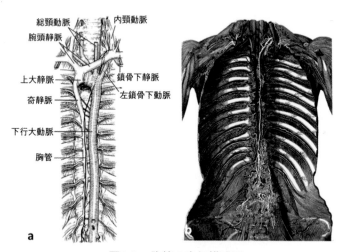

図4-5　胸管の走行模式図
a:「足立の解剖図」（標準的な胸管走行図）．b:マスカーニの図

　これら四肢の浅リンパ管も体幹・体壁のリンパ管も筋膜上の皮下組織の中を走って付近のリンパ節（所属リンパ節）へ流入する．四肢（上肢と下肢）のリンパ管の基本的な走行は，上肢では4系統，下肢では3系統のリンパ路がある[6]．

　なお，リンパ管もリンパ節も脂肪組織の中にあることは，リンパ管が脂肪組織の柔軟性により外圧による圧ぺいから保護され，また脂肪の熱伝導性の低さによって恒温性が保たれているもと推測されている[7]．

　血管系において，心臓から出た動脈は分枝して次第に細くなり，逆に静脈は互いに集合（吻合）して次第に太くなり，大静脈として心臓に血液を戻す．一方，不思議なことに，浅リンパ管の太さと，集合リンパ管となってリンパ節へ流入する前のリンパ管の太さとほとんど変わらない．つまり，浅リンパ管が深リンパ管や，さらにリンパ本幹となっても静脈ほど太く

変化しない．また，リンパの流れの途中で，リンパ節に入る輸入リンパ管は多数あるが，輸出リンパ管は1～2本にすぎず，また，両リンパ管の太さに大きな差は無い．このことに関しては，小谷氏は先の報告[7]で，「輸入リンパ管からリンパ節のリンパ洞*に入ったリンパの流れは緩和され，リンパによって運ばれて来た抗原や細胞はリンパ節実質内へと浸潤し，リンパ節の生体防御機構**に役立っている」と述べている．

> *リンパ洞：リンパ節の被膜や小柱と実質リンパ組織 との間に存在するリンパ流路となる間隙．被膜下洞（辺縁洞），中間洞，髄洞がある．
> **生体防御機構：疾患の原因となる有害な生物やウイルスなどさまざまな病原体に対する生体防御システムのこと．その基本は，自己と非自己の認識である．

3. リンパ管のポンプ作用

　血液は心臓の収縮のポンプ作用で動脈から静脈へと流れ，再び心臓に戻り循環する．一方，リンパ管の中のリンパの流れは血液のそれと異なる．その違いをまず両管壁の構造の違いから説明しよう．

　毛細リンパ管と比べて集合リンパ管となると，哺乳類や鳥類ではその管壁には平滑筋が現れるが，爬虫類・両生類・魚類などでは平滑筋は観られない．

　下肢のリンパ管は内縦・中輪・外縦と3層，上肢のリンパ管は外縦筋を欠き2層でから成る．リンパ管には弁があり，リンパの逆流を防いでいるので，リンパの流れは常に一方通行である．

　リンパ管の弁は内膜のひだで，薄い結合組織性の膜様であり，膜の両面はリンパ管内皮が被っている．通常2葉性半月弁であるが（図4-6），時に袋が浅く三日月状さらに3, 4葉性のこともあり，弁のある部位は膨らんでいる．リンパ管は静脈に比べて遥かに弁が多く，皮下のリンパ管で所によっては1～2mm毎に弁をみるという（図4-7）[8]．

　弁と弁との中間部には平滑筋が良く発達しており，弁と弁との区域（valve segment）つまり隣り合う2つの弁との間の部分を，ミスリン（Mislin）とセノウ（Thenow）はリンファンギオン（lymphangion：リンパ管分節）[9]と名付けている（図4-8, 口絵6）．リンパ管分節はリンパ管の収縮運動の一つの単位みなされ，リンパ管の自発性収縮[10-12]が分節的に伝わると考えられている．

　リンパ管の自発性収縮を起こす要因としては，リンパ流の増加やリンパ管圧の上昇が考えられる．リンパ管分節の長さは，集合リンパ管の直径（100～600μm）の3～10倍であり，分節ごとに繰り返し収縮する状況から小さなリンパ心臓とも呼ばれている．なお，それは欧米では，teardrop-shaped segmen（涙型分節）とか bulbous-like enlargement（球状拡張）

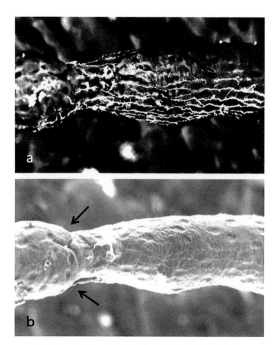

図4-6 リンパ管の樹脂鋳型SEM像(a, b)
a:反射電子像．硝酸銀による内皮細胞の境界のhighlight像が顕著．
b:二次電子像．弁様構造(矢印)と内皮細胞核の圧痕がよくみえる．

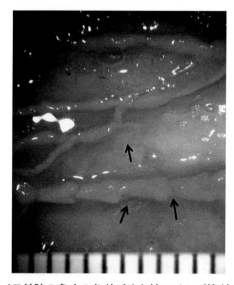

図4-7 イヌ前肢の多くの弁(矢印)を持つリンパ管(色素注入)

などと呼ばれている．なお，リンパ管分節にまたがるように，その管壁に平滑筋が分布[13]しているので，分節の筋肉収縮運動が自律神経によってコントロール(同調・連鎖)されることによって筋ポンプ(**図4-9**)として働く．筋ポンプはリンパ管周囲の筋肉の収縮活動によるポンプ運動であり，それによりリンパの流れが推進されるリンパ管分節の収縮は平滑筋の

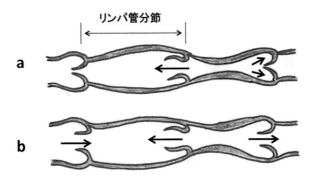

図4-8 リンパ管分節の模式図（矢印はリンパ流の方向を示す）
a:正常なリンパの流れ．b:弁の開閉不全によるリンパ流の逆流でリンパ管が拡張

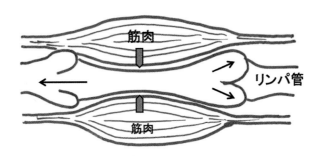

図4-9 リンパ管の筋ポンプ作用（模式図）
太矢印:筋肉の収縮による力．細矢印:リンパの流れ（圧）

ペースメーカー（歩調とり）によって始められる．四肢にある集合リンパ管のリンパはその管壁にある平滑筋細胞の収縮による自律的なポンプ機能によってリンパを体幹へ運搬している．リンパは連続するリンパ管分節内の「蠕動運動」によって中枢へと運ばれる．

4. 筋ポンプによるリンパの流れ

　血管系では，心臓から動脈を通して押し出された動脈血はどんどんからだの隅々まで送られ毛細血管網を流れ，静脈血として静脈を経由して再び心臓に戻ってくる．心臓を出た血液が全身を巡って戻ってくるまで約40秒程度である．一方，リンパ管系では，血管系のように心臓という血液を流す強力なポンプはない．それでは，通常，生体でリンパはどのようにして流れているのであろうか？

毛細リンパ管内にリンパが満たされると，呼吸運動，動脈の拍動，筋ポンプなどの外力により毛細リンパ管の内圧が上昇する．更に，集合リンパ管の平滑筋の自発性収縮が促進されるので，その筋ポンプ作用によって毛細リンパ管に間欠的な吸引作用が生じてリンパは中枢側へ押しやられる．文献によると，リンパ管内皮細胞に対するずり応力刺激の大きさ（強度依存性）は，集合リンパ管に自発性収縮能があることから，生体内では静脈と同等か，それより高い $0.5 \sim 2.0\, dyn/cm^2$ という範囲内にあることが知られている[14]．

　集合リンパ管など太いリンパ管では自身の管壁の平滑筋細胞の自律的収縮によりリンパは駆動，運搬される．このリンパ管のポンプ圧（いわゆるリンパ圧）が低下するとリンパの停滞が起こるので，健常体で一定の圧を維持していることは重要である．ヒトのリンパ圧測定は 1979 年オルゼウスキー（Olszewski）らによって開発[15]された．その後，改良されほかのグループではヒトのリンパ圧は立位で，$30 \sim 40\, mmHg$ と報告されている[16]．

　リンパがからだ中を一周し元に戻るまで約 12 時間かかるといわれている．このようにリンパの流れはゆっくりなので，流れが滞りやすくなる．だから座ったまま何もしないでおくと，自ら押し出す力が弱いので，リンパはからだの下の方へ溜まったりする．これが浮腫の原因である．実際のリンパの流れは，体表の皮膚や筋など外部からの刺激，たとえばマッサージや呼吸運動・蠕動運動による周囲からの受動的な運動によって促進されている．

　筋ポンプによる運動は，体温の上昇による管壁の平滑筋の代謝の促進とさらにリンパ管の拡張によって高められる．リンパの流れが活発になる．具体的には，お風呂に入るとむくみが解消されるのは，体温の上昇によってリンパの流れがよくなったためである．リンパ浮腫の治療にリンパの流れをよくするために温熱療法が有効とされるのはこのためである．

　下肢をぶるぶる，ガタガタ震わす俗にいう"貧乏ゆすり"もリンパの流れを手助けするために有効である．足首を内・外側に曲げたり回したり，ふくらはぎを揉んだり，手のひらを利用した軽めのマッサージ（用手的リンパドレナージ，7 章参照）は，生理的に触覚を刺激し神経を鋭敏にすることで効果的である．

　上述のように，リンパは，周囲の組織構造（皮膚・筋や臓器）の動きに伴う受動的な運動とリンパ管壁の平滑筋の収縮による自発的な運動により，小腸では「蠕動運動」に似たような動きよって運ばれる．つまり，血液が心臓ポンプの圧力で流れるのに対して，リンパ液は，主として動脈の動き，呼吸・腸運動や筋肉の収縮・弛緩（筋ポンプ）などの外部からの圧で流れる．このときも上記のリンパ管分節が働き，弁があるので静脈血と同様に順序よく末梢から心臓方向への一方向へ流れる．

5. リンパの"流れ刺激"

　癌原巣周囲の微小環境では，癌細胞の増殖により組織間隙の低酸素化，pHの低下，静水圧の上昇などさまざまな環境変化が引き起こされている[17]．酸素分圧が静脈系より低く，30〜40 mmHg以下という環境下にある．特に，静水圧の上昇は癌周囲の間質液の増加によることから，癌病巣からリンパ流が流れ込むいわゆるセンチネルリンパ節ではほかのリンパ節よりもリンパの流れ刺激（ずり応力刺激）が強いことになる．その結果，リンパ管内皮細胞でどのようなことが起こっているのだろうか？

　脈管系は生体内で常に物理的刺激，とくに流れ刺激を受け，血管内皮細胞では一酸化窒素（NO）の分泌制御やその合成酵素（eNOS*）の発現も制御されていることが知られている．近年，リンパ管内のリンパの流れ刺激→リンパ管内皮細胞のmRNAおよび蛋白レベルでのeNOSの発現亢進→NO合成酵素自体の発現亢進という自動制御機構があるという興味深い報告がなされてきている[18]．さらに，多くの血管内皮細胞からのATP作用の報告と同様，流れ刺激によって分泌されたATPがリンパ管内皮細胞表面のICAM-1発現を変化（増強）させ，そのICAM-1を用いて癌細胞との接着能が亢進することも確認されている[19]．これらの報告から，流れ刺激により分泌されたATPがリンパ節内の微小環境の変化を起こす可能性が示唆される．このように細胞への機械的刺激（とくにずり応力刺激）による細胞への機能的変化についての興味は尽きず，『新しいリンパ学』の一大トピックであり，将来の発展がおおいに期待される．

＊eNOS：血管内皮細胞一酸化窒素合成（endothelial nitiric oxidase synthesis）

コラム

宮殿を守る近衛兵の行進

　イギリスのバッキンガム宮殿では宮殿を護衛する近衛兵が一定時間，宮殿の門前で直立不動で立っている．彼らは交代の時刻になると，揃って腕をしっかりと振り，足を高く上げながら行進する．他の国の宮殿の護衛兵でもよくテレビでみかける風景である．太ももを高く上げて行進するという行為は，観た目に美しいだけでなく，医学的にも理に適ったものである．心臓から出た血液は，全身を回って約40秒程で再び心臓に戻ってくる．運動すると心臓の動きが活発になるので，回転数は速くなり，約20秒ぐらいで血液が全身を巡ることになる．このようにして，心臓は新しい血液をどんどん送り出す．これが心臓のポンプ作用という運動のメカニズムである．さらに，この心臓のポンプ作用を補助するものとして，体の筋肉を動かして筋肉の収縮活動によるポンプ運動（「筋ポンプ作用」）がある．バッキンガム宮殿の近衛兵達も長時間立っていることから，太ももをしっかり上げて足の静脈に溜まった血液やむくみの原因となるリンパ液を筋ポンプ作用により回収し心臓に戻しているのである（「リンパを流せば健康になる」大橋俊夫，PHP，2010より）．

参考文献

1) 忽那将愛：リンパ系の分布と拡がり．日本人のリンパ系解剖学．金原出版，pp.48-51, 1968.
2) 江崎太一：リンパ学に残された謎をめぐって－リンパと脂肪との関わり－．リンパ学 37：4-9, 2014.
3) Kampmeir OF：Evolution and comparative morphology of the lymphatic system. Charles C. Thomas, Springfield. 1969.
4) 佐藤佳代子著，加藤逸夫監修：リンパ浮腫治療のセルフケア．文光堂，p.28, 2006.
5) Adachi B：Der thoracicus der Japaner (Erste Leiferung vom Lymphgefassystem der Japaner), 1953.
6) 須網博夫：リンパ浮腫のすべて（光嶋勲編）2．リンパ系の仕組み，2．マクロ所見（四肢リンパ解剖）．永井書店，2011.
7) 小谷正彦：リンパ管の七不思議．リンパ学 35：66-80, 2012.
8) 小谷正彦：リンパ管．新組織学第2版，西村秀雄，清水信夫編．医学書院，p.347-354, 1970.
9) Schmid-Schonbein GW：Microlymphatics and lymph flow. Physiol Rev 70：987-1028, 1990.
10) Yoffey JM, Courtice FC：Lymphatics, Lymph and Lymphomyeloid complex. Academic Press. London.
11) Rusznyak IF, et al：Lymphatics and lymph circulation. Pergamon Press Oxford 1967.
12) 大橋俊夫：リンパの吸収と輸送機構．リンパ管－形態・機能・発生．大谷　修，他編．西村書店，p211-224, 1997.
13) 大谷　修，王全新，他：リンパ管の形態と機能．リンパ管－形態・機能・発生．大谷　修，他編．西村書店，p.1-9, 1997.
14) Ohhashi T, et al：Current topics of physiology and pharmacology in the lymphatic system. Pharm Thera 105：165-188, 2005.
15) Olszewski WL, Engeset A：Lymphatic contractions. New Engl J Med 300：316, 1979.
16) Strnden E, et al：Lymphatic and transcapillary forces in patient with edema following Operation for lower limb atherosclerosis. Lymphology 15：148-155, 1982.
17) Jain RK：Delivery of molecular and cellular medicine to solid tumors. Microcirculation 4：1-23, 1997.
18) Kawai Y, et al：Shear stress-induced ATP mediated endothelial constitutive nitric oxide synthase expression in human lymphatic endothelial cells. Am J Physiol Cell Physiol 298：C647-C655, 2010.
19) Kawai Y, et al：Pivotal roles of shear stress in the microenvironmental changes that occur within sentinel lymph nodes. Cancer Sci 103：1245-1252, 2012.

5章　リンパ管の個体発生と系統発生

1. 血管の発生

　血管系は，血液の循環により体内外でのガスおよび栄養素の交換という特定の機能を果たすために，動脈，静脈，毛細血管がある程度規則的に配置された器官系である．血管の発生については次の二つの過程が明らかにされている．まず，胚の一部（中胚葉*）の内皮細胞の前駆細胞（血管芽細胞**）が分化して，内腔ができて血管となり，互いに融合して血管網を形成する（脈管形成 vasculogenesis）．さらに，脈管形成によって生じた血管内皮細胞が萌出したり分枝したりして血管の数を増し，より複雑な毛細血管のネットワークをつくること（血管新生 angiogenesis）である．

　17世紀初め「血液循環説」（1章）を唱えたウイリアム・ハーヴェイ（William Harvey）は，「長い棒のようにヘビの体の中で心臓から出た血液はどうなるのか？」というような単純な疑問から，動物の血液の流れの観察を重ねた．さらに腕を固く縛るというような実験・観察を行い，血液が循環することを確認した．当時この仮説は激しい論争の的となった．

> *中胚葉：受精後3週頃に内・外胚葉の間に侵入する新しい細胞群．中胚葉から骨・骨格筋の一部や皮膚・泌尿器の一部ができる．
> **血管芽細胞：将来血管内皮細胞となる未分化で幼弱な細胞．

2. リンパ管の個体発生

　古来「血管の無い所にリンパ管はない」といわれているように，リンパ管の発生は血管の発生・成長と密接な関係にあることは明らかである．しかし，リンパ管が，いつ，どこから，どのようにして生じるか，その個体発生についての疑問は現在の『新しいリンパ学』の主要な課題である．

　以下に述べるように基本的に二つの説が提唱されている．つまり，発生パターンが遠心性*であるという考え方（「遠心説 centrifugal theory」図5-1）と，求心性*であるという考

5章　リンパ管の個体発生と系統発生

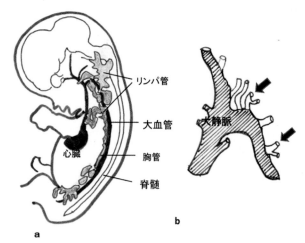

図5-1　リンパ管発生の「遠心説」の基になる二つの観察模式図
a: ヒト2ヵ月胎児のリンパ管初期発生の原始的なリンパ嚢
(Sabin, 1909より模写し転載)
b: 大静脈からリンパ管が出芽(矢印)することを示す
(Kampmeir, 1969より模写し転載)

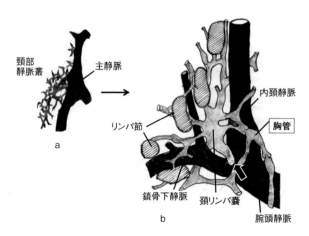

図5-2　ヒト胸管ならびに左頸リンパ嚢の形成～「求心説」の基になる頸部背側面観察模式図
a: 頸部の静脈叢．b: 静脈叢周囲の間葉性組織からリンパ管(灰色)が発生し連結し、二次的に静脈と交通する(太矢印)．(Kampmeier, 1931より模写し転載)

え方(「求心説 centripetal theory」図 5-2)である．現在，さらに両者を合わせた折衷説もある．以下，両説について若干の説明を加える．

20世紀初頭，フローレンス・サビン (Florence Sabin) によりブタ胎児を用いた観察から，リンパ管が静脈内皮の発芽によって生じ，次第に末梢へ伸びていくという考え (「遠心説」)

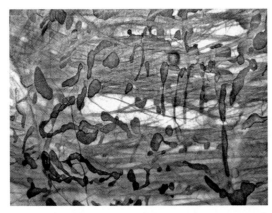

図5-3 サル直腸子宮窩(妊娠期)の腹膜下リンパ管網
(腹膜伸展標本の5′-Nase酵素組織化学)

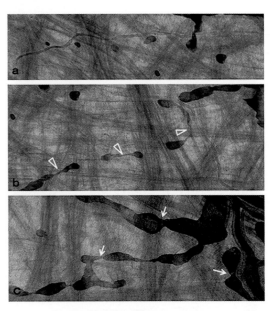

図5-4 サル直腸子宮窩(妊娠期)の腹膜下リンパ管網
(図5-3と同じ観察法)
リンパ管網の形成段階を示唆している.
a:リンパ島. b:島由来の小突起の連結(矢頭). c:珠状リンパ管(矢印:弁様構造).

(大分大学医学部 三浦真弘先生提供)

が強力に推進され[1],その後カンプマイヤー(Kampmeir)により支持されている[2].一方,ハンチントン(Huntington)らにより,静脈周囲の間葉性組織間隙の細胞が扁平化し小腔をつくり,形成された腔と腔が互いに連絡して原始的なリンパ嚢が形成されそれがリンパ管となり,中枢へ向かうという考え(「求心説」)が提唱された[3].これはニワトリの胚子や哺乳動物の観察などに基づく説であり,リンパ管と静脈との連結は二次的に生じるとされた.いずれにせよ最初にできるリンパ管の形は原始的で単純な袋状のリンパ嚢であり,それがやが

てリンパ管網を形成するのである．なお，近年は次項で述べる分子生物学的解析などから遠心説を支持する報告が多いようである[4]．また，後述する如く，リンパ管の系統発生を研究する磯貝らも，ゼブラフィッシュのリンパ管発生を観察し，リンパ管内皮の静脈内皮由来を支持している[5]．とはいえ，近年の著者らの「リンパ管新生」に関する組織化学的な研究の過程では，種々の臓器の間質組織に，しばしば図5-3に示すような島状に点在する原始なリンパ嚢を連想させる構造（「リンパ島 lymphatic island）と命名」[6]）を観察している．とくにリンパ管新生の活発な部位では顕著であり，図5-4では「リンパ島」から小突起が伸び，互いに島同士の融合・連結によりリンパ管網が形成される一連の過程を示している．なお，島同士の結合部に相当して，弁様構造の発達が認められている[7]．

なお，リンパ管の形成という現象を考える際，例えば上記の「遠心説」で説明すると，(a)胎児期のリンパ管について，静脈から発芽する（「リンパ管発生」lymphvasculogenesis）と，(b)既存のリンパ管から新たにリンパ管が生じる（「リンパ管新生」lymphangiogenesis）とを区別して考えることができる．図5-5に示す如く，(a)では静脈内皮細胞からリンパ管内皮細胞が分化して，発芽して，管腔を形成する．(b)では既存のリンパ管内皮細胞が増殖・発芽し，管腔を形成するものである．

リンパ管発生の機序について，根本的な問題は20世紀になってからも論争の的であり，生体観察や組織切片標本の再構築法や色素注入法による三次元的な形態研究が精力的になされ，多くの報告がなされてきた．しかし，リンパ管の起源・発生に関しては，上述のようにリンパ管が静脈からの分化するのか，間葉性組織間隙から分化するのか，未だ明確ではない．その最大の原因として，20世紀初頭以降のこれまでの長いリンパ管研究の歴史におい

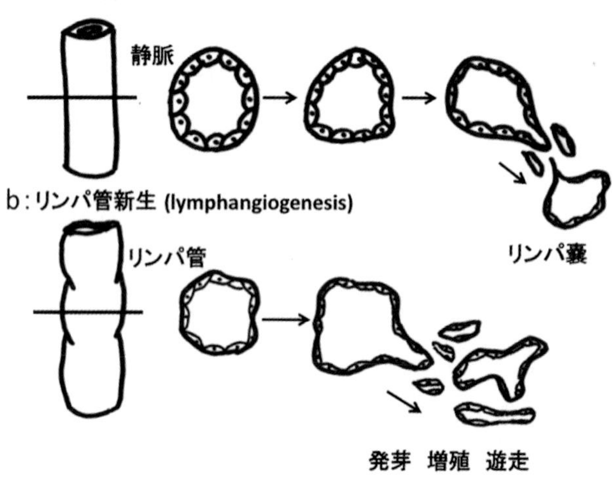

図5-5 リンパ管発生(a)とリンパ管新生(b)の模式図

て，血管とリンパ管が毛細管レベルで明確に区別できなかったことがあげられる．これまでの古い多くの研究論文でリンパ管として報告されたものでも，中には血管と見誤っているものもすくなからずあり，問題を残している．つまり，両脈管の起源・発生を討議する際，まず第一に両者の明確な区別がなされたうえでの観察結果が重要なのである．これまでリンパ管内皮同定のための特異的マーカーがみつからなかったことが，リンパ管の発生と新生に関する研究の隘路となっていたのである．

> ＊**遠心性・求心性**：中枢から末梢へ向かうのを遠心性，その逆を求心性．
> 　　　　　　　　例．遠心性線維＝運動神経，求心性線維＝感覚神経

3. リンパ管新生の分子機構と病態

　19世紀後半から，がん研究の分野でがん遺伝子の探索が盛んとなり，多くの増殖因子とその受容体が発見された．同定されたチロシンナーゼ受容体の中で，血管内皮細胞に特異的に発現する血管内皮増殖因子（vascular endothelial growth factor：VEGF）の受容体群（VEGFR）の存在が明らかにされてきた．VEGF受容体のファミリーであるVEGFR3が1992年にカリー・アリタロ（Kari Alitalo）グループにより発見され[8]，続いてリンパ管内皮細胞に特異的に発現することがわかり[9]（図5-6），リンパ管新生の研究の幕開けとなった．つまりVEGFR3のリガンドとして同定されたVEGF-Cがリンパ管新生因子であることが明らかにされた[10]（図5-7）．血管新生の分子機構の解明がリンパ管学研究にも大きな転換をもたらしたのである．

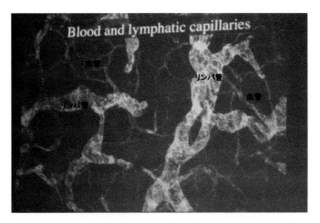

図5-6　リンパ管内皮細胞の特異抗体の発現（VEGFR3）
（Prof.AlitaloのKeynote Lecture Slide "Molecular mechanisms in lymphangiogenesis"，第23回国際リンパ学会議2011より許可を得て転載）

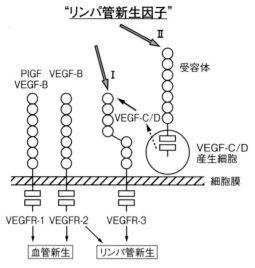

図5-7 脈管(リンパ管と血管)新生の分子機構
新規のリンパ管新生因子のリンパ管内皮細胞への作用は,直接的(Ⅰ)と別の細胞を経る間接的(Ⅱ)な場合が考えられる.

　その後,VEGF-C以外の多くのリンパ管新生因子が同定された.オリバー(Oliver)らによりクローニングされたProx1がマウス胎生期の静脈に発現することが見出された[11].さらに,Prox1ノックアウト・マウスでは,リンパ管内皮前駆細胞の発芽までは生じるが,その後の遊走が起きないためリンパ管が欠損し,リンパ浮腫をきたす.このことから,Prox1は静脈の血管内皮細胞からリンパ管内皮前駆細胞を誘導する上で必須の遺伝子であり,VEGFR3のみならずポドプラニンなどの他のリンパ管マーカーの発現も調節しており,リンパ管発生のマスター遺伝子であることが明らかとなった.また,近年慢性増殖性の炎症巣やがん原発巣の微小環境でのリンパ管新生に,代表的な炎症性のメディエーターであるプロスタグランジン(prostaglandin)が作用していること報告されている[12,13].
　腫瘍組織でのリンパ管新生により所属リンパ節転移が促進されることは,ヒト皮膚悪性黒色腫で見出されている[14].重要なことは,原発巣におけるリンパ管新生は患者の予後と相関することである.臨床的に炎症を伴う癌腫はリンパ管新生を生じやすいとされている[15].また,リンパ管新生は原発巣に留まらず所属リンパ節でもおこり,遠隔のリンパ節や臓器へのがんの転移が促進される.リンパ節における新たなリンパ管ネットワークの形成がリンパ節転移の拡大に働くことが推測される.リンパ節転移に先立ちリンパ管新生が生じ,がんの転移が成立する仕組みについて,「リンパ管ニッチ」という概念が提唱されている[16].所属リンパ節におけるリンパ管浸潤の頻度も前述のリンパ管新生とともに遠隔転移および患者の予後と相関するという[17].リンパ節におけるリンパ管浸潤はリンパ洞(管)の拡張を伴うが,それが,癌腫(がん細胞)によるリンパ管の修飾・破壊なのか,それとも新生リンパ管の病

的変化によるものか興味深いところである.

4. リンパ管の系統発生

　19世紀末頃,リンパ系の系統発生が盛んに研究された.その歴史を振り返ると,リンパ管発生の研究も血管と同様な経過をたどった.しかし,哺乳類に限らず広く動物界の系統発生をみても,進化の過程でリンパ系がどのようにして現れたのか,血管系ほど明らかではない.リンパ系・リンパ組織の系統発生に関する研究に関しては,近年分子生物学の急速な発展にも拘らず形態科学的研究も少なく,哺乳類以下の動物種では不明な点が多い.系統発生については,本領域の研究の第一人者である小谷正彦氏の報告[18-20]を基に,近年の若干の研究成果を加えて解説する.

　リンパ管というのはすべての動物に備わっているわけではない.たとえば,エビやカニなどの無脊椎動物・甲殻類では,血液が細胞・組織に直接流れて栄養を運ぶ.いわゆる開放血管系*で,これらにはリンパ管はない.

　リンパ管系の起源は,脊椎動物の誕生の過程で,毛細血管で物質交換を行っている閉鎖血管系**が確立された硬骨魚類からである.サメなど軟骨魚類では,リンパ管系は血管系からまだ独立していなくて血リンパ管[21,22]と呼ぶべき状態であるので,血液とリンパは混ざり,血液に含まれる細胞がリンパに現れる.進化の過程で,魚類より早い円口類(ヤツメウナギなど)では,後方の腹壁のちょうど胸管のある位置に大きな腔があり,これをリンパ腔と称する報告もある.しかし,位置的には哺乳類の栄養を吸収する中心乳び管に相当することから,乳び管を兼ねた血乳び管ともいえるものと考えられる.円口類では哺乳類のリンパ球に相当するものはなく,リンパ管もリンパ組織もなく,血管系から独立したリンパ管系が認められるのは,上記のように硬骨魚類からとされている[23].

　コイのような硬骨魚類では胸管は大動脈の両側に1対あり上行し,外側リンパ本幹(Truncus lymphaticus lateralis)と合流し,左右の静脈角に開口する.両生類でも有尾類(イモリ,サンショウウオ)より,無尾類(カエル)ではリンパ管がよく発達し,皮膚の下はすべて太いリンパ洞あるいは広いリンパ嚢となっている.哺乳類のように皮膚が直接下の筋肉についていないので,皮膚を大きくつまみ上げることができる.その広いリンパ嚢の中を動静脈が走っている.また,脊柱の下には,哺乳類の胸管に相当する大きな脊柱下リンパ洞がある.リンパ管排導系は,両生類や爬虫類では最初に皮下の組織液の貯留嚢つまり組織液クッションとしてあるが,鳥類や哺乳類では管状のリンパ管網として観察されている.

　人体の発生の過程は系統発生的に原始的な構築をなすものですのであり,リンパ系の個体発生はヘッケル***の残した有名な言葉「個体発生は系統発生を繰り返す」に示されるよう

に，「リンパ系の進化」の初期の状態を繰り返していることになる．したがって，血管系と同様に，リンパ系の系統発生学的研究や比較解剖学的解析は，ヒトのリンパ系の疾患の発症・病因を推測するのに極めて重要である．以下，進化の過程で哺乳類以前の動物種のリンパ管系について記述する．

> ***開放血管系**：動脈から流れ出た血液は組織に開放され，毛細血管がないので直接細胞間を経由して静脈に戻る（毛細血管網がない系）．昆虫などの節足動物，軟体動物などの下等動物群にみられる．
> ****閉鎖血管系**：動脈，毛細血管網，静脈から成り，動脈から流れ出た血液は，毛細血管網を経て静脈へ戻る．血液は血管内に閉じこめられている．環形動物（ミミズなど），ヒトや他の脊椎動物にみられる．
> *****ヘッケル**：Haekel E．ドイツの生物学者（1834〜1919）．医師でもあり比較解剖学を教授し，最初に系統樹を描き，ダーウィンの進化論を広めた．

5. 魚類のリンパ系

リンパ管がどこから，どのようにして発生するかについては，前述のように遠心説にせよ求心説にせよ，いずれもリンパ管発生の根源的な問題でありながら，未だに解決をみないブラックボックスなのである．そこで，次にその謎に迫る特徴ある研究の最前線について説明する．

口絵7および図5-8は，上述の磯貝らの実験で，リンパ管内皮が異物を取り込む性質を巧みに利用し，ゼブラフィッシュやメダカの腹腔へ朱を注入して見事にリンパ管を描出したものである．氏らの長年の研究[24,25]によれば，ゼブラフィッシュの胸管は，静脈角（基部）と体節間静脈（遠位部）から起こることが示唆され，リンパ管が静脈内皮より生じるこ

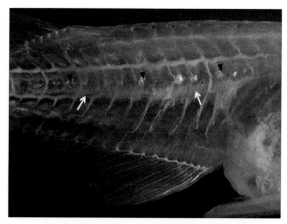

図5-8　メダカの体幹・尾部のリンパ管系（朱を腹腔内へ注入）
椎骨（矢頭）下の朱を取り込んだリンパ管系（矢印）は哺乳類の胸管系に相当する．
（岩手医科大学　磯貝純夫先生提供）

とが支持されている．その形成機序は，基部では静脈角からリンパ嚢が出芽して遠心説を支持するのに対して，遠位部では元の静脈（深静脈）から分離した前駆細胞*が集まり嚢胞をつくり，やがてそれらが互いに連結してリンパ管を形成し，求心説を支持するかのような動態を示す．つまり，胸管の基部と遠位部とで，リンパ管への分化の機序が異なるという報告がなされている．さらに，集合リンパ管の解剖学的基本構造の形成過程が時間的・空間的にプログラムされた因子により厳密に規定されていることが明らかにされている．人体で最も大きな集合リンパ管である胸管が大動脈に沿って上行して，首のところの静脈角に注ぐ機序や，胎生期に皮下に発達する外側リンパ本幹が外側皮下静脈に沿って形成される機序などについても，神経や血管と同様に遺伝的因子が深く関与していることが示唆されている．

　このような二つの分化過程があるとすれば，それらをコントロールする関連分子とその分化機序はどのようなものか，謎は深まり今後の研究の進展が期待される．

---

*前駆細胞：分化する元の細胞 precursor cell.

コラム

実験動物ゼブラフィッシュ

　ゼブラフィッシュ（Zebrafish）は学名を Danio rerio，和名をシマヒメハヤといい，インド原産の体長約 4～5 cm ほどの小型の熱帯魚である．成体の体表に紺色でシマウマ（zebra）の縦じまのような模様を持つことから，この名がつけられ，観賞用（ゼブラ・ダニオ）によく飼われている．約 30 年ほど前にアメリカ・オレゴン大学の遺伝学者ストレイシンガー（G. Streisinger）らにより，1）透明で内部がすけてみえること，2）多産で，生活環は 3 ヵ月（寿命約 5 年）と早く成長すること（短い世代交代期間），3）雑食性で飼育しやすくこと，それ故，4）疾患モデルを容易に作ることができることなどで，脊椎動物の遺伝学や発生学研究のモデル実験動物として報告され，注目されている小魚である．

6. 動物のリンパ心臓

　哺乳類以外の動物のリンパ管といえば，古くから両生類のカエルやサンショウウオのリンパ心臓（lymph heart）が知られている．これは心臓のように拍動してリンパの輸送を助けるので，1833 年にミュラー（Muller J）により"心臓"の名がつけられている．有尾両生類のサンショウウオ（幼生）では各体節*ごとに左右 1 対，全体として十数対のリンパ心臓が示されている（図 5-9）．無尾両生類のカエルになるとリンパ心臓は減少して，前後各 1 対となる．カエルのリンパ心臓の壁は横紋筋から成り，自律的収縮を繰り返す嚢で，後肢に

は小さく四つに分かれた後リンパ心臓がある（図5-10）．カエルの後リンパ心臓は夏には1分間に約60〜80回収縮し，冬には20〜30回収縮と減少する．爬虫類のヘビやトカゲではさらに減少して後リンパ心臓1対だけとなる．ちなみに，トカゲの後脚の付け根に皮膚を注意深く剥がすと，透明な米粒状のリンパ心臓が拍動しているのが観察できる．カエルの前リンパ心臓に相当するところは大きなリンパ腔となって心臓の上にあり，自律性収縮を繰り返し，同時に心臓の拍動を利用してリンパを静脈に送っている．

　鳥類では胚の頃には一時的に後リンパ心臓は出現するが，孵化の直には消失するという[26]．両生類や爬虫類，鳥類のリンパ心臓は二つの特徴がある．すなわち，骨格筋や平滑筋に類似しない特殊なリンパ心臓筋肉系を有すること，真のリンパ心臓はリンパ管と静脈の吻合の一部であることである．

　哺乳動物になるほどリンパ管系と血管系の吻合（連絡）は減少し，ヒトを含めた哺乳類に

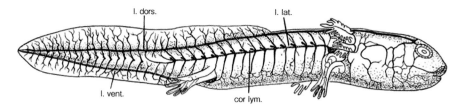

図5-9　サンショウウオ（幼生）の体節に配列するリンパ心臓(cor lymph)と腋窩や鼠径部のリンパ洞
（Hoyer & Udziela, 1912より引用）

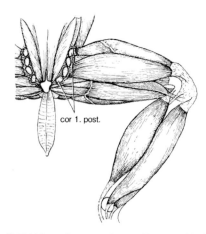

図5-10　カエルの後肢基部の皮下にみられる後リンパ心臓(cor 1 post, 四つ)
（Kampmeier, 1958より引用）

は真のリンパ心臓はない．集合リンパ管の走行で，リンパの輸送の機能単位とみなされるいわゆるリンパ管分節（lymphangions，4章参照）が，リンパ心臓に相当するものとされる．動物種の系統発生的進化の過程で，両生類・爬虫類からヒトを含めた哺乳類において，リンパ心臓が減少することによりリンパ浮腫の増加をきたす傾向にあることは「リンパ系の進化」を考えるうえで興味深いものである．

> ＊**体節**：節足動物（昆虫など）のように体の各部分（節）が異なって分かれているものや同じ形で分かれ繰り返されている各単位．

7．両生類や爬虫類のリンパ系

　リンパ系は水中生活から陸上生活に移った動物・両生類で出現する．カエルで変態前の水中生活する幼生オタマジャクシでは密なリンパ網が発達しているが，変態してカエルになり陸上生活すると，リンパ管は融合して皮下でリンパ洞として広がり，動静脈を取り囲んでいる．前リンパ心臓に当たるところが一つの大きなリンパ腔となって心臓の上にある．また，リンパ心臓はじっとしていてもリンパが流れるような便利な仕組みになっている．系統発生的にもリンパ心臓の減少は，組織液の流れ・排導を低下させ，リンパ浮腫の増加をきたすことになる．

　リンパ系を単純に体内の排導系と考えるなら，陸上生活により永久的に水分の補給のためリンパ管系の発達が生じると考えられる．砂漠や木の上で生活する動物は，長期間水無しに生きなければならない．たとえば，オーストラリアの砂漠では昼間の気温が40℃以上になり，夜になると5℃以下という気温の変化が激しいので，その温度差に耐えるため地下に穴を掘って住む奇妙なカエル（水持ち蛙 water-holding frog）がいる[27]．

　カエルは皮膚から水分を補給し，皮下の脂肪細胞の無いリンパ洞へ吸収する．両生類の真皮は粘液で被われ，角質層＊は薄いので容易に水やイオンを出し入れできる．鱗のある魚とくに塩水魚類では水の流失を防ぐためにそのことが重要である．

　リンパ管系の発達と皮膚の水分吸収機能とは深い関係がある．両生類や爬虫類では原始的なリンパ管は拡大して広いリンパ洞となって組織間隙を占め，多量の組織液を保留しているという．ちなみに，爬虫類のヘビの頸部の組織切片標本を作製して，血管や周辺の臓器（胸腺・甲状腺）とリンパ管（洞）との関係を調べてみると，広いリンパ洞が取り囲んでいることがわかる（図5-11）．それ故，これらの動物のリンパの流れは特定方向ではなく多方向なので貯留することはなく，浮腫は起きない．

　リンパ管の系統発生的観察から，小谷正彦氏は次のような大変興味深い考えを記載している．「熱を自分で産生できない変温動物＊＊では，太陽熱で体温維持しているので，血管を取

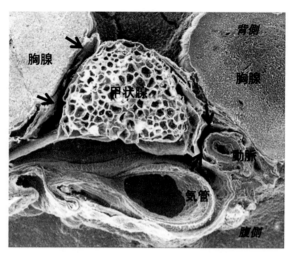

図5-11 ヘビの頚部横断面のSEM像
血管の周囲を洞様に広がったリンパ管(矢印)が取り巻く.

り巻くリンパ管（腔）のリンパ液により体温の調節をしている．波が打ち寄せる岩場にいるイグアナや河の岸辺にいるワニなど太陽の光を浴びて熱を得ている．鳥類では熱を産生できるので，リンパ管は細くなっている」（ミクロスコピア 1989)[28]．このことは変温動物におけるリンパ管系の体温調節機能を示唆している構造としてたいへん興味深いものである．

何とも素晴らしい仕組みを身につけている動物達であろうか．こうした仕組みを解明していくことにより，ヒトのリンパ浮腫の問題も解決の手がかりが得られるかもしれない．そんなことを考えると，リンパ系の系統発生の基礎的研究により，その仕組みを明らかにしていくことは，臨床医学へのアプローチとして極めて重要なことと思われ，基礎リンパ学研究者の夢は膨らむ．

> ***角質層**：皮膚の上層（表皮）の最表層.
> ****変温動物**：外部の温度により体温が変化する動物のことで，冷血動物とも呼ばれ，魚類，両生類，爬虫類など.

8. 鳥類のリンパ系

リンパ管の系統発生をみると，鳥類に初めて管状のリンパ管[29]がみられ（**図 5-12**），哺乳類に似て管壁に平滑筋が発達し，収縮ポンプの働きをしている．爬虫類におけるリンパ管の系統発生的痕跡は，鳥類の骨盤域にある1対のリンパ心臓の形で認められるが，一時的なものであり孵化後1ヵ月で消滅する．

さらに，鳥類のリンパ内圧が高いのはリンパ管弁と高血圧動脈系によるもので，飛翔との

関係が推測されて興味深いことである．爬虫類と同様，鳥類における大動脈周辺の中心リンパ系もまた頭側から左右の静脈角の頭側か尾側のリンパ心臓へと多方向に流れる．このような流れは，中心リンパにおける哺乳類で胸管に相当する胸腹幹の多くの弁と梯子状のリンパ網によって起こるもので，鳥類のリンパ系は，脊椎動物と比べて異なる形態的特徴と機能を有している．

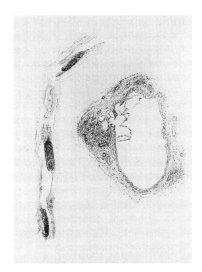

図5-12　鳥類（アヒル）のリンパ系ーリンパ組織の定着

参考文献
1) Sabin FR : On the origin of the lymphatic system from the veins and the development of the lymph hearts and thoracic duct in the pigs. Am J Anat 1 : 367-391, 1902.
2) Kampmeir OF : Evolution and comparative morphology of the lymphatic system. Charles C Thomas Sparingfild Illinois 1969.
3) Huntington GC, et al : The anatomy and development of the jugular lymph sac in the domestic cat (Felis donestica). Am JAnat 10 : 177-311, 1910.
4) Oliver G : Lymphatic vasculature development. Nat Rev Immunol 4 : 35-45, 2004.
5) 磯貝純夫，他：魚類で辿るリンパ系の起源と発生．リンパ学 34 : 39-42, 2011.
6) Kato S, et al : Structural organization of the initial lymphatics in the monkey mesentery and intestinal wall as revealed by an enzyme-histochemical method. Arch Histol Cytol 56 : 149-160, 1993.
7) 三浦真弘，他：リンパ管新生と生後成長様式の形態学的特徴．リンパ学 37 : 10-15, 2014.
8) Aprelikova O, et al : FLT4, a novel class III receptor tyrosine kinase in chromosome 5q33-qter. Cancer Res 52 : 746-748, 1992.
9) Kaipainen A, et al : Expression of the fms-like tyrosine kinase 4 gene becomes restricted to lymphatic endothelium during development. Proc Natl Acad Sci U S A 92 : 3560-3570, 1995.
10) Jeltsch M, et al : Hyperplasia of lymphatic vessels in VEGF-C transgenic mice. Science 276 : 1423-1425, 1997.
11) Wigle JT, Oliver G : Prox1 function is required for the development of the murine lymphatic system. Cell 98 : 769-391, 1999.
12) Kubo H, et al : Host prostaglandin EP3 receptor signaling relevant to tumor-associated lymphangiogenesis. Biomed Pharmacother 64 : 101-106, 2010.

13) Hosono K, et al : Roles of prostaglandin E2-EP3/EP4 receptor signaling in the enhancement of lymphangiogenesis during fibroblast growth factor-2-induced granulation formation. Arteroscler Thromb Vasc Biol 31 : 1049-1058, 2011.
14) Dadras SS, et al : Tumor lymphangiogenesis:a novel prognostic indicator for cutaneous melanoma metastasis and survival. Am J Pathol 162 : 1951-1960, 2003.
15) Van der Auwera I, et al : Tumor lymphangiogenesis in inflammatory breast carcinoma: a histomorphometric study. Clin Cancer Res 11 : 7637-7642, 2005.
16) Hirakawa S : From tumor lymphangiogenesis to lymphvascular niche. Cancer Sci 100 : 983-989, 2009.
17) Hirakawa S, et al : Nodal lymphangiogenesis and metastasis: Role of tumor-induced lymphatic vessel activation in extramammary Paget's disease. Am J Pathol 175 : 2235-2248, 2009.
18) 小谷正彦, 他：リンパ管の構造と機能．リンパ学 8 : 9-16, 1985.
19) 小谷正彦：リンパ組織の分化と発生．リンパ学 28 : 65-66, 2005.
20) 小谷正彦：リンパ管の7不思議．リンパ学 35 : 66-80, 2012.
21) 木原卓三郎：リンパ系，リンパ組織及び脈管外通路系調節機構．日本血液学全書第2巻，天野重安，他編．丸善，p.415-434, 1963.
22) 木原卓三郎：淋巴管系，分化ニ就イテ．解剖誌 14 : 9-15, 1939.
23) Kotani M : The lymphatics and lymphoreticular tissues in relation to the action of sex hormone. Part 1 The lymphatic system Arch Histol Cytol 53(Supple) : 1-46, 1990.
24) 磯貝純夫：体壁血管系における動脈内皮と静脈内皮の分化の調節－ゼブラフィッシュを用いた解析．血管医学 4 : 21-29, 2003.
25) Isogai S, et al : Zebrafish as a new animal model to study lymphangiogenesis. Anat Sci Int 2009.
26) Kutsuna M : Beitrage zur Kenntnis der Entwicklung des Lymphagefassytems der Vogel. Acta Schol Med Univ Kyoto 16 : 6-12, 1933.
27) Tyler MJ : Frogs. The Australian Naturalist Library. Collins. Sydney 1976.
28) 小谷正彦：リンパ管研究の道程．ミクロスコピア 6 : 2-6, 1989.
29) Kihara T, Naito E : Uber den Einlagerungs-und Verbreitungs-modus des lymphatischen Gewebe in Lymphagefasssystem der Ente. Folia Anat Jap 11 : 406- 413, 1933.

6章 リンパ管分布の臓器特異性

1. 脈管分布の特徴

　体の中のいろいろな臓器・組織にリンパ管はどのように分布しているのであろうか？　臓器によってリンパ管の分布の特徴（臓器特異性）があるのか？　体のリンパの流れる部位や臓器差は成体の恒常性や病態を理解するのに極めて重要である．古くから，「血管の分布していない組織にはリンパ管は存在しない」（木原 1966)[1]といわれるほどリンパ管は血管と密接な関係にあることが知られているが，両者は常に異なった位置に分布している．具体的に，両者の相互の関係は次の三つに大別されている[2]（図6-1）．

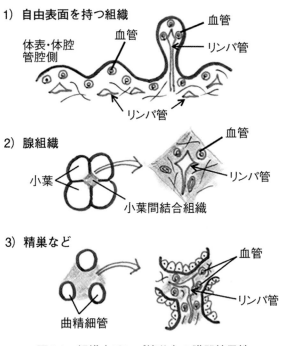

図6-1　組織内リンパ管分布の臓器特異性

1) 物質交換の盛んな自由表面をもつ組織では毛細血管網が毛細リンパ管網よりも浅いところ（表層）にある[3]——皮膚，消化管壁・腸絨毛*．
2) 腺組織では毛細血管は小葉中の腺近傍に発達し，毛細リンパ管はそれより離れた小葉間結合組織**にある——唾液腺，肝臓，膵臓．
3) 精巣の精細管や，卵巣の卵胞・黄体に毛細血管は接してあるが，毛細リンパ管は離れたところにある．

ただし，自由表面をもつ組織でも，横隔膜，壁側胸膜，腸間膜など膜系では，表面の中皮細胞層の直下に毛細リンパ管網があり，それらは，部位によりリンパ洞状に発達しており，これらのリンパ管より下層のやや深いところに血管が存在する[4]．

> ＊**腸絨毛**：小腸内腔の粘膜の輪状ヒダの表面にある高さ 0.5～1.5 mm の微細ヒダ．
> ＊＊**小葉間結合組織**：腺組織などの中を小さい区域（小葉）に区分している結合組織．

2. 体表・皮膚のリンパ管網

皮膚のリンパ管分布（図）は，動きの活発なたとえば顔面，口唇，外陰部などの部位に密にあり，背部などの分布は疎であるが，ほとんどすべての皮膚にリンパ管がある．皮膚のどの部分に，どのような状態でリンパ管があるのだろうか？ 体の表面を被う皮膚の厚さは部位によって異なる．基本的には表層から表皮・真皮・皮下組織の3層から成っており，表皮にはリンパ管はなく，表皮直下から弁のない直径 20～75 μm の毛細リンパ管が起こり，真皮内で弁を有する直径 75～150 μm の前集合リンパ管網へ注ぐ．これらの前集合リンパ管は真皮深部から脂肪に富む皮下組織内で直径 150～350 μm の集合リンパ管へと移行する（図 6-2）[5]．

集合リンパ管のリンパ輸送の特徴は，主に周囲の筋組織の動き（筋ポンプ：図 4-9）により受動的に進行されるが，管壁の外周にある平滑筋の収縮の自動的運動によっても推進される．集合リンパ管は深筋膜を挟み，浅い部と深い部の 2ヵ所を独立して走っている．

皮膚のリンパ管は，皮膚中の余分な水分や老廃物の回収だけでなく，炎症に伴う免疫反応に重要な役割を果たしている．紫外線を恒常的に浴びると，皮膚の炎症により表皮の肥厚や真皮の浮腫などが起こる（光老化）．これは真皮にある血管やリンパ管の拡張により組織内間隙の圧力が増大してリンパ管の吸収機能が低下することによると考えられる[6]．さらに，脂肪蓄積へのリンパ管の機能的関与の可能性の推測から，最近の研究では，リンパ管の拡張や漏出性の亢進と肥満・皮下脂肪の蓄積との関連性が注目されている[7]．また，リンパ管の機能は高血圧に対して防衛的に働くという報告[8]もあり，従来水分や老廃物を吸収し排導する管"通り道"としてだけでなく，皮下脂肪の制御ともかかわっていることが示唆され興味

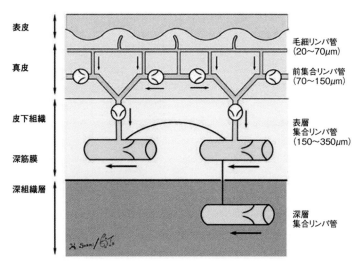

図6-2　皮膚のリンパ管分布の模式図（須網等2008）

深い．リンパ管学研究の新たな展開が期待される．

> **コラム**
>
> **皮膚を走るリンパ管の呼び名**
>
> 　皮膚の浅い部を走るリンパ管の正式な名称は，浅リンパ管であるが，他に真皮を走るリンパ管も含めて表層リンパ管とか表在リンパ管とかの用語の記載がみられ，少し混乱している．肉眼解剖学で示される皮膚のリンパ管の分布は，浅層と深層に区分し，国際解剖学用語に従い，浅リンパ管 superficial lymphatic vessels と深リンパ管 deep lymphatic vessels の二つの用語を統一して使用すべきであろう．二つのリンパ管系は所属リンパ節により交通している．なお，四肢のリンパ浮腫は主に深筋膜より上の浅リンパ管が障害されて生じるものと考えられるが，深リンパ管の関与も推測される．

3. 筋膜や腱膜のリンパ管網

　骨格筋や腱の微小循環（血管・リンパ管）系の機能障害は運動生理学的に重要な問題であるばかりでなく，皮膚組織の褥瘡や浮腫の発生など病態生理学的にも重要である．これまで筋や腱の微小血管系の構築に関する報告は多いが，組織液の排導系としてのリンパ管系の研究は比較的少ないようである（木原1925）[9]．著者らは骨格筋や腱の筋膜や腱膜にリンパ管が多く分布していることを観察し（図6-3），さらに両者の移行部位には血管と共によく発達したリンパ管網があることを報告した[10]．このようなリンパ管の分布形態は，リンパ管が血管の収縮に伴って周期的に容積を変化させたり，近接する筋線維の収縮によってリンパの輸送が促進されるということを示唆しており興味深い．

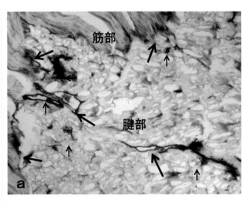
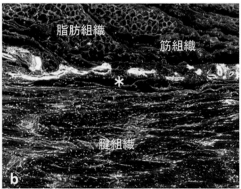

図6-3 腱膜・筋膜のリンパ管分布（サルのアキレス腱部）
a：筋腱移行部（組織切片，5′-Nase-ALPase酵素二重染色，大矢印：リンパ管，小矢印：血管）．
b：筋腱移行部（＊）の組織化学SEM像

4. 腹膜・横隔膜・胸膜の起始リンパ管

1. 大網，腸間膜

　腹膜は腹腔を裏打ちする膜で，腹腔内にある臓器を直接覆う部（臓側腹膜）と壁側を覆う部（壁側腹膜）とから成り，両者が合わさったものを間膜という．よく知られている間膜の代表的なものが腸間膜である．腸間膜には，腸壁とつながる血管・リンパ管・神経が分布している．薄い腸間膜をプレートに延ばして広げて組織（伸展・全載標本）を5′-Naseリンパ管染色すると，毛細リンパ管の盲端（起始部）から起こるリンパ管網がよく観られる（図6-4）．先にマスカーニによって図示されているように，組織化学SEM像で腸壁への分布が明らかである（図6-5）．また，その断面ではリンパ管が血管より腹腔側（表層）にあることがわかる．

　胃の大弯からエプロンのようにぶら下がる大網＊や腸間膜にある特殊なリンパ性組織を大網乳斑（omental milky spots）という（図6-6）．古くは1873年に，von Recklinghausen

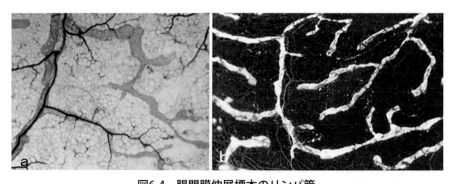

図6-4　腸間膜伸展標本のリンパ管
a：酵素二重染色の光顕像（太い管：リンパ管，細い管：血管）．b：リンパ管SEM反射電子像

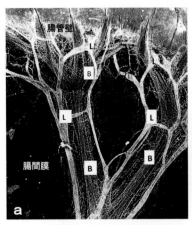
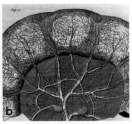

図6-5　腸壁・腸間膜のリンパ管網と血管網
a：組織化学．SEM像（サル回腸），L（リンパ管），B（血管）．b：マスカーニの模式図（部分）

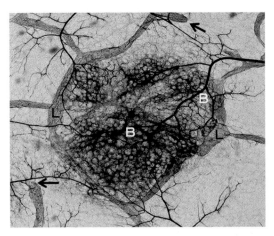

図6-6　ヒト坦癌体の大網乳斑の毛細リンパ管（L, 矢印：起始部）と血管（B）
（5′-Nase-ALP酵素二重染色）

が腹膜腔に注入したミルクが横隔膜のリンパ管に入ることを発見し，この部位（乳斑）をMilchflecke[11]と呼び，英語のomental milky spotsはこれに由来するものである．**図6-7**のSEM像で示されているように，乳斑には多数の中皮小孔がみられる．**図6-8**ではヒト腹膜中皮層・大網乳斑およびリンパ管網を模式図で，中皮下のリンパ管網が明らかである．

　乳斑は新生児では30〜40個/cm^2多いが，成人では2個/cm^2程度まで減少すると考えれている[12]．腹膜播種による腹膜への慢性的な炎症などでは，刺激に応じて腹腔内にマクロファージを動員し抗体を産生したりして乳斑が増加する[13]．腹腔内の生体防御機能を発揮するので，大網リンパ組織（omentum-assosiated lymphoid tissue）とも呼ばれている[14]．なお，卵巣間膜にも乳斑があり，リンパ管網がよく発達している（**図6-9**）．

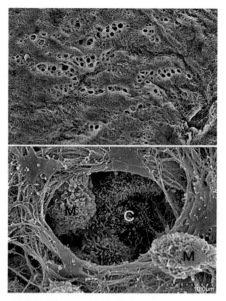

図6-7 ヒト坦癌体腹膜の篩状斑構造のSEM像（NaOH浸軟化学消化）
a：横隔膜腹膜（モリソン窩）の多数の篩状斑小孔がみられる．
b：大網乳斑の篩状斑小孔（拡大）．中に癌細胞（C），マクロファージ（M）と思われる細胞がみられる．
（大分大学医学部 三浦真弘先生提供）

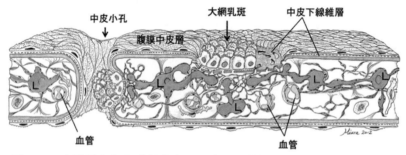

図6-8 ヒト腹膜中皮層・大網乳斑およびリンパ管網の模式図
腹膜中皮下リンパ管網（L）が発達している．
（大分大学医学部 三浦真弘先生提供）

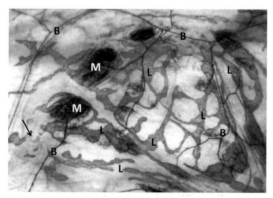

図6-9 サル卵巣間膜の乳斑（M），毛細リンパ管（L）と血管（B）
（5'-Nase-ALP酵素二重染色）矢印：リンパ島

2. 横隔膜

横隔膜は，鳥類ではあまり発達していないが，哺乳類ではよく発達していて胸腔と腹腔を仕切っている．横隔膜の腹腔側表面の中皮直下には中皮と平行に広がったリンパ管が発達していることが，種々の動物（マウス[15]，ラット[16]，サル[17]）で観察されており，腹腔の中の浸出液である腹水やその中の異物などは，この部位から速やかに吸収される．これを横隔膜の起始リンパ管と考えるなら，腹腔側と胸腔側の両リンパ管のつながりはどのようになっているのであろうか？　サル横隔膜の腹腔面では平坦で不規則な幅の広い特徴的な形態を呈するリンパ洞様構造が配列し（**図6-10**），そこから典型的な管状のリンパ管が起こり胸腔側へ向かっている（**図6-11**）．腹腔側ではリンパ洞からロート状あるいは畝状などさまざまな形の突起がコラーゲン線維網の小孔を通って中皮細胞の間隙に覗き，リンパ管小孔（lymphatic stoma）を形成している．その際，これまでの報告[15]では，中皮細胞とリンパ管の突起の間

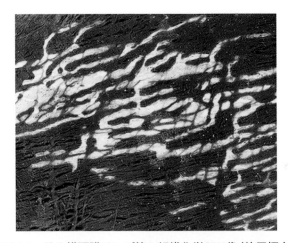

図6-10　サル横隔膜リンパ管の組織化学SEM像（伸展標本）

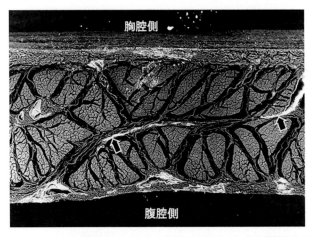

図6-11　サル横隔膜リンパ管の組織化学SEM像（組織横断面）
矢印：腹腔から横隔膜を貫き胸腔へつながるリンパ管

には結合組織線維があり，リンパ管内皮細胞が直接腹腔へ露出することはないとされていたが，最近の電子顕微鏡の観察では，リンパ管が腹腔に直接開孔していることが報告されている[18]（1章4項「脈管外通液路」参照）．横隔膜腹腔側のこのような広いリンパ洞が腹膜のリンパ管小孔と直接連絡していることは，呼吸による横隔膜の運動により，腹腔内の腹水や浮遊細胞がリンパ管内へ吸い込まれる上で極めて重要である．リンパ管小孔は液体のみならず白血球や赤血球など細胞成分も通すので，横隔膜のリンパ管は腹腔の浸出液を血液に戻すとともに，免疫担当細胞をリンパ節に送る働きをしているといえよう．なお，横隔膜のリンパ管の液体（腹水）の吸収が，排導能力を超えるような場合，縦隔や胸壁を走る排導リンパ管から液体が漏出して，胸膜腔に貯留すると，胸水となると考えられる．勿論，横隔膜を貫くような孔が生じた場合は，腹水は直接胸膜腔へ流れて，胸水となる．横隔膜のリンパ管は，がん細胞が腹膜腔から他の場所に転移する経路となっていると考えられる．

3. 腹腔腹膜

ニホンザルを用いて腹腔腹膜の伸展・全載標本を観察するとリンパ管網がよくみられる（図6-12）[19]．起始リンパ管はドアノブ状に膨大し，さらに島状に分離して分布しているのがわかる．とくに骨盤腔腹膜で，直腸子宮窩（ダグラス Douglas 窩**）や直腸膀胱窩の腹膜では，リンパ管網が著しく発達している（5章図5-3, 4参照）．起始リンパ管を伴う腹膜中皮下リンパ管網が発達しているこの領域に播種が生じやすい理由として，まず重力に関連して癌性腹水が溜まりやすいことがあげられる．そのほか，直腸膨大部前面に生じる過度の伸展・収縮を骨盤底腹膜が直接受けることも密接に関係しているだろう．臨床的に，癌性腹膜炎や妊娠時には腹膜中皮下リンパ管網は急速に発達するので，腹水の吸収は一層活発化するため，骨盤腹膜での播種転移は増加することが知られている．

腹膜における癌転移機序としては，腹膜播種（腹膜播腫性癌転移）としてその成立には，①経腹膜転移と②経リンパ行性転移（腹膜リンパ管経由）とが考えられている[20]．それによると，①の経腹膜転移では，主に消化管漿膜から浸潤がん細胞が逸脱し，腹膜中皮層と接着（クロストーク）し，中皮細胞の委縮・剥離で基底膜にがん細胞が接着し，腹膜下組織内へ直接浸潤し，その結果血管新生との誘導と局所でのがん細胞の増殖を起こすという．一方，②の経リンパ行性転移では，腹腔の腹水内遊離癌細胞が腹膜の特別な部位に発達した腹膜中皮下リンパ管網に浸入し転移する．この転移方式で興味深いのは，その特別な部位である中皮下膠原組織域に形成された篩状斑（Macula cribriformis）[21]や中皮にある特殊なリンパ小孔と呼ばれるものである．このような腹膜－血液関門を通過して中皮下リンパ管系に浸入する経路を脈管外通液路と呼ばれている（1章4項の3参照）．

このように，腹膜・間膜は単なる薄膜ではなく腹膜中皮直下にあるリンパ管系と密接な関係にあり，腹腔内の恒常性を維持しているものと思われる．近年，腹腔への癌細胞の定着・

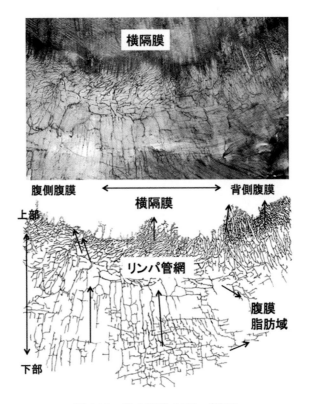

図6-12　サル腹壁のリンパ管網
a：5′-Nase陽性リンパ管分布．b：その描画図．矢印は腹水・リンパの流れを示す．

転移（癌の腹膜撒種性転移）が臨床医学的観点から注目されている．

> ＊**大網**：壁側腹膜がヒダ状に折り返ってもので，腹腔内を覆う薄いエプロンのような臓器で，腹膜炎時に炎症の抑制に働き，腹腔内の生体防御に機能すると考えられ，"腹腔のおまわりさん"（policeman of the abdomen）ともいわれる（加藤征治，三浦真弘：おもしろ解剖学読本・改訂4版．金芳堂 p.230, 2004）．
> ＊＊**ダグラス窩**：子宮後壁と直腸との間で腹膜におおわれた窩（直腸子宮窩）．ここは立位で腹腔の最下部となり，血液や膿が溜まりやすい部．

5. 関節滑膜のリンパ吸収・分泌

　関節は骨どうしをつなぎ，動きをなめらかにするものである．骨と骨の隙間を関節腔といい，関節包という袋で包まれている．関節包は滑膜層と線維層の内外2層から構成され，内壁の滑膜には血管と共にリンパ管が豊富に分布している[22]．滑膜は滑液の分泌や吸収・排導が盛んで，関節の動きを滑らかにし，関節腔の代謝産物や異物の排除に物質交代を担っている．よく膝など関節炎によって腫れることがあるのは，滑膜層の増殖により関節腔に浸出液が溜まるためである．滑膜表層の関節腔面は滑膜細胞＊で被われており，その下（滑膜固有層）

には毛細血管網が，それよりやや深層に毛細リンパ管（起始リンパ管）があり，関節包の外壁となる線維層にはやや太い集合リンパ管がある[20]．関節腔に墨汁を注入すると，墨粒子は滑膜表層の滑膜細胞にみられ，直接あるいはマクロファージに取り込まれてリンパ管に入り，やがて近くのリンパ節に達する[23]．

> ＊滑膜細胞：関節腔を裏打ちする滑膜を構成する細胞．

参考文献
1) 木原卓三郎：リンパ管系の解剖．脈管学 6：15, 1966.
2) 森　堅志：末梢リンパ管の形態学的研究，微細構造並びに血管との位置関係．解剖誌 54：1-20, 1979.
3) 木原卓三郎：脈管外通液路．血液学討議会報告第三輯．永井書店，241：163-174, 1950.
4) Kato S, et al：Structural organization of the initial lymphatics in the monkey mesentery and intestinal wall as revealed by an enzyme-histichemcial method. Arch Histol Cytol 56：149-160, 1993.
5) 須網博夫：四肢リンパ系のマクロ解剖学．PEPARS 22：8, 2008.
6) Hirakawa S, et al：Vascular endothelial growth factor promotes sensitivity to ultraviolet B induced cutaneous photodamages. Blood 105：2392-2399, 2005.
7) 加治屋健太郎：炎症における皮膚リンパ管の構造・機能変化とそのメカニズム．リンパ学 37：21-22, 2014.
8) Wiig H, et al：Immune cells control skin lymphatic electrolyte homeostasis and blood pressure. J Clin Invest 123：2803-2815, 2013.
9) 木原卓三郎：深淋巴管系ノ研究（第1回報告）．京都医学会雑誌 23：296-321, 407-413, 1925.
10) 山邊素子，他：サル骨格筋筋膜・腱膜のリンパ管網の組織化学的観察．リンパ学 23：1, 2000.
11) von Recklinghausen：UberEiter-Bindegewegskorperchen. Virchow Arch Pathol. Anat 28：157-166, 1863.
12) 下間正隆，他：乳斑－大網リンパ組織としての構造と機能的意義－．リンパ学 15：1-10, 1992.
13) 三浦真弘，他：ヒト Omental milky spots の形態学的特徴．臨床解剖学研究会記録 10：36-37, 2010.
14) Shimotsuma T, et al：Morphological function and role of omental milky spots as omentum associated lymphoid tissue (OALT) in the peritoneal cavity. Lymphology 26：90-101, 1993.
15) Shinohara H：Lymphatic system of the mouse diaphragm: Morphology and function of the lymphatic sieve. Anat Rec 249：6-15, 1997.
16) Ohtani Y, et al：Microanatomy of the rat diaphragm with special reference to the lymphatics and methothelial stomata. Int J Anat Embryol 100(Suppl)：143-153, 1995.
17) Oya M, et al：Functional morphology of the lymphatic system in the monkey diaphragm. Arch Histol Cytol 56：37-47, 1993.
18) Ohtani O, Ohtani Y：Organization and developmental aspects of lymphatic vessels. Arch Histol Cytol 71：1-22, 2008.
19) 三浦真弘，加藤征治：腹膜・間膜のリンパ管系の分布とその構築－組織化学観察－．リンパ学 23：23-32, 2000.
20) Yonemura Y, et al：The natural history of free cancer cells in the peritoneal cavity. Advances in Peritoneal Surface Oncology. edited by Gonzalez-Moreno S, Springer Berlin pp11-25, 2007.
21) Kihara T：Das extravaskulare Saftbahn system. Okajimas Folia Anat Jap 28：601-602, 1956.
22) Fujiwara T, et al：Fine structure and distribution of lymphatics in the synovial membrane of monkey and human knee joints. Int Orthopedics 19：396, 1995.
23) Itonaga I, et al：Experimental study of drainage and granulation in response to the intra-articular injection of particles in rat knee joints. J Orthop Sci 2：24-30, 1997

7章 各種臓器のリンパ管網とリンパ流

1. 心膜・心臓

　リンパ液は蛋白の他 Na, K, CL などの電解質を含むので，心臓から比較的多量に産生される心臓リンパは心臓機能に大きな影響力を及ぼすことが推測されている[1]．心臓壁の微小循環の障害（虚血・梗塞）は心臓のリンパの産生増加と心筋の収縮力の減退をもたらす．

　哺乳類の心臓は血液を送り出しポンプ機能として，二つのポンプ，左右それぞれ心房と心室があるので，結局四つの部屋から構成されている．心臓壁のリンパ管は心房壁より心室壁の方がよく発達しており，リンパ液は心臓リンパ節を介して右静脈角に流入するか，一部は胸管を介して左静脈角にも流入する．

　心臓壁の心内膜・心筋層・心外膜の3層には，緻密なリンパ管網が観察されている．**図7-1a** は，18世紀に描かれた古い解剖図譜の中のヒトの心臓リンパ管分布であり，**図7-1b** はブタの心臓表面で冠状動脈に伴行するリンパ管を色素を注入して示した．また，**口絵8** は

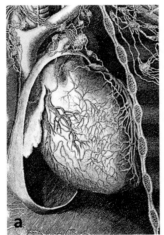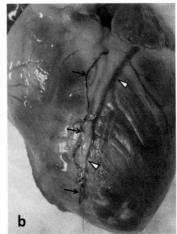

図7-1　心臓のリンパ管
a：ヒト心臓のリンパ管分布（模式図）．（マスカーニの解剖図譜(1787)より引用）
b：ブタ心臓（リンパ管色素注入）．矢印：リンパ管，矢頭：冠状動脈

ラットの心臓表層の心外膜下にあるリンパ管を走査電子顕微鏡（SEM）で観察したもので，心臓には多数のリンパ管が分布していることがわかる．心臓壁の中層に当たる心筋層にはリンパ管は極めて少ないが，心室の心内膜心下や心外膜下に密なリンパ管網があることは電子顕微鏡による観察で明らかにされている[2]．内膜下や心筋層内に針を刺して色素や墨汁など注入する（これを穿刺注入という），心外膜下の毛細リンパ管からやや太いリンパ管に集まり，心外膜の集合リンパ管を経て心臓から出ていくこと[3]から，心臓壁の三つの層（領域）でリンパ管が連なっていると考えられる．しかし，心筋層のリンパ管を三次元的にとらえることは極めて困難で，未だに立証されていない．

なお，心臓における毛細血管と毛細リンパ管との位置関係はどうであろうか？　毛細血管は個々の心筋線維と密着して走行しているが，毛細リンパ管は大きな網状構造を成して心筋線維の束に対して配列しているのが特徴である．心内膜では心外膜にくらべて毛細リンパ管の発達は劣るが，乳頭*や心室中隔**で顕著なリンパ管の網目が認められている．

心臓には興奮の発生と伝達を行う特殊な心筋線維（細胞）で構成されている刺激伝達系***（興奮伝達系）と呼ばれる部位があり，心房と心室の収縮をコントロールしている．この刺激伝導系の部位に毛細リンパ管があるかどうか興味深いことだが，近年の研究で，洞房結節ではリンパ管は少ないが，弁や房室結節，さらに房室束に多くの毛細リンパ管が明らかにされている[4]．

> **＊乳頭筋**：心室壁から心室内腔に向けて，心筋が乳頭状に突き出たもの．
> **＊＊心室中隔**：左右の心室を隔てる結合組織．心房にも同様に，心房中隔がある．
> **＊＊＊刺激伝導系**：洞房結節，房室結節，ヒス束，プルキンエ線維をいい，組織学的には特殊心筋線維で，通常の心筋細胞と比べて，筋原線維の発達は悪いがグリコーゲンに富む．

2. 気道（鼻腔，喉頭，気管，肺・胸膜）

1. 鼻　腔

鼻前庭のリンパ管は外側の外鼻皮膚と内側の呼吸粘膜部と吻合する．嗅粘膜部のリンパ管は副鼻腔や鼻涙管のそれらともつながっているとされている[5]．鼻粘膜の毛細血管とくも膜下腔とは嗅神経を通してつながっていることは木原らの報告にみられ[6]，嗅神経の上膜（外膜）とくも膜下腔とは交通している（図7-2）[7]．

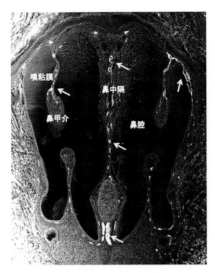

図7-2 マウス鼻腔前頭断面のリンパ管（矢印）の
LYVE-1免疫SEM反射電子像[1]

2. 喉頭

　喉頭には咽頭と共に多くのリンパ管が分布する（**図7-3**）．喉頭のリンパ管網は声帯ヒダを境として喉頭上部と喉頭下部にわかれるが，喉頭下部の後部のリンパ管網は声帯ヒダの後ろから上行し喉頭上部に連絡しているとされている．喉頭上部では，喉頭室と前庭ヒダにもリンパ管網があり，喉頭蓋では**図7-4**に示すように喉頭蓋の前方（上縁）の舌根に向かう側の粘膜下には，下方気管側に比べてリンパ管が豊富である．

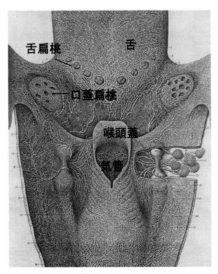

図7-3　咽頭・喉頭のリンパ管分布描図
（シャピー1874より引用・転載，著者名称付記）

98   7章　各種臓器のリンパ管網とリンパ流

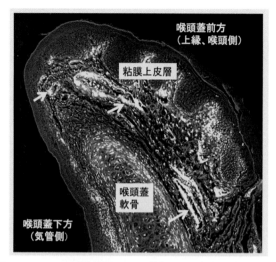

図7-4　ラット喉頭蓋のリンパ管分布(組織化学SEM像)

3. 気　管

　気管からのリンパ管は前側と外側の集合リンパ管が左右の気管旁リンパ節に注ぐ．気管粘膜のリンパ管は浅層（粘膜固有層）と深層（粘膜下層）にみられる．特徴的なのは，気管の軟骨のない膜性壁部ではリンパ管が縦に走っているが，軟骨壁部では斜めあるいは横に走っている．気管・気管支および肺門には多くのリンパ管網やリンパ節が分布している．

4. 肺・胸膜

　図7-5は肺門部付近のリンパ管分布のマスカーニの描いた模式図であり，複雑なリンパ管網が示されている．肺・胸膜のリンパ管分布は，肺が気道を介して外からの影響を受けやすく，また胸水腫や肺癌の転移とも深くかかわっているので重要である[8]．肺の毛細リンパ管は肺胸膜の中皮下の結合組織中に始まり，血管網より深層でネットワークを形成している[9]．
　肺の表面と胸壁の内面は極めうすい漿膜すなわち胸膜で被われている．肺表面を被う胸膜を臓側胸膜（肺胸膜），胸壁内面を被う胸膜を壁側胸膜という．胸膜にはリンパ管がどのように分布しているのであろうか？　このことは肺癌の進展過程における胸膜播種や胸水の貯留といった予後不良因子を明らかにする上で重要である．サルの肋骨胸膜・縦隔胸膜・横隔胸膜の酵素組織化学的研究による報告[10]．では，密な毛細リンパ管は，肋骨胸膜では第1～6肋骨の胸骨側に縦隔胸膜では大動脈を覆う胸膜にみられるという．横隔膜の胸腔側（横隔胸膜）では筋性部より腱性部の方が密なリンパ管分布が観察されている．また，横隔胸膜では，表層の中皮直下に小さい孔により通じるリンパ管の始まりがみられ，その下層の筋線維と平行して集合リンパ管が走っている．横隔膜の腹腔側では，リンパ管は胸骨下部，肋骨付着部，脊椎との接合部，さらに大動脈裂孔・食道裂孔へと向かっている．縦隔胸膜では，さらに，

心膜反転部，肺門部などへも流れる．なお，横隔胸膜の筋性部では，表層部で盲端に始まる毛細リンパ管は下層の筋線維に平行に走る集合リンパ管に合流する．このことは呼吸に伴う横隔膜の収縮運動がリンパの排導に深くかかわっていることを示唆している．

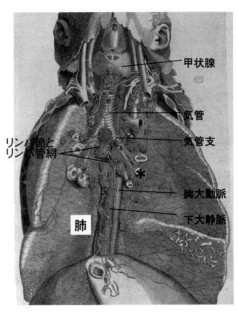

図7-5　気管・気管支および肺門（＊）のリンパ管網・リンパ節の分布
（マスカーニの模式図の部分引用，著者名称付記）

3．口腔領域（舌，頰粘膜）

　ヒトの舌のリンパ管系は舌尖・舌体部から起こり，顎下リンパ節・オトガイ下リンパ節，一部上深頸リンパ節へ注ぎ，舌根部のものは上深頸リンパ節へ注ぐといわれている．そのリンパ管系で舌を左右に隔てる舌中隔を介して反対側への交差路があることは，腫瘍の転移なども含めて微小循環系を考察する上で極めて重要である[11]．ネコやイヌでの粘膜下あるいは舌筋内への墨注入実験でも高頻度にリンパ管の交差がみられることが報告されている．藤村らはハムスターを用いて，舌全体のリンパ主経路は舌深動脈に伴行するもので，他に舌中隔内とオトガイ舌筋に伴行するものがあることを観察している[12]．臨床ではリンパ節転移のあきらかでない舌癌に対して，同側の予防的頸部郭清術を行うことが，癌の転移を未然に防ぐ治療の一つとみなされている．正中交差路の存在は，郭清範囲の決定を将来的に見直す要因となり得る．

　また，舌内の微細リンパ管の分布については，舌上面（舌背面）の粘膜固有層や筋層にリンパ管は少なく，舌体部では舌下面（舌腹面），舌尖部では外側部にリンパ管がよく発達している（図7-6）．

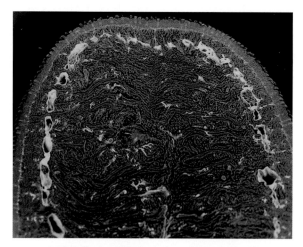

図7-6 ラット舌全体(水平断面)のリンパ管分布(組織化学SEM像)

4. 歯周組織と歯髄

　歯は硬組織なので，中には血管もリンパ管もない．しかし，歯周組織といって歯を支える歯肉，歯根膜と硬組織のセメント質，歯槽骨の四つのうち，とくに歯を支える歯肉や歯根膜には血管とともにリンパ管もよく発達している（図7-7a）．なお，炎症により歯周組織が破壊される歯周病はよく耳にする歯科口腔の疾患である．

　また，歯の象牙組織に閉じ込められた腔にあるのが歯髄であり，そこでは組織液の交流が限られた組織である．歯髄は特殊な未分化な細胞からなり，胎児にみられるゼラチン状・膠様組織*の特徴を有しており，神経や血管が発達している．しかし，これまで歯髄にリンパ管が認められておらず，「歯髄にリンパ管はない」とないとされていたが，最近の著者らの

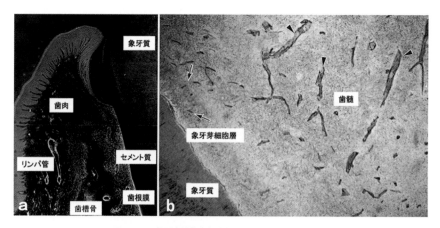

図7-7　歯周組織(歯肉)と歯髄のリンパ管
a:歯肉部．b:歯髄・象牙質．矢印・矢頭ともに5′-Nase 陽性リンパ管を示す．

研究では，歯髄にリンパ管が分布していることが明らかになった（**図 7-7b**）[13]．

> * **膠様組織**：胎生の初めころにみられるゼラチン（膠質）を含む組織で，歯髄，臍帯，傷跡の肉芽などを構成している．

5. 消化管（食道，胃，小腸・大腸）

1. 食 道

食道は頸部・胸部（縦隔部）・腹部と3領域にまたがる約25 cmの長さの中空性臓器である．リンパの排導も以下3群に分けられる[14]．①食道頸部から出るリンパ管は左右の気管旁リンパ節，深頸リンパ節に，②食道胸部から出たリンパ管は気管旁リンパ節，気管前リンパ節および後縦隔リンパ節へ，③食道腹部から出たリンパ管は噴門リンパ節へそれぞれいく（**図 7-8**）．

食道の粘膜は，肛門の粘膜とともに胃や腸などほかの消化管粘膜と異なり，重層扁平上皮で被われており，粘膜固有層にはリンパ管が豊富である（**図 7-9**）．とくに，内輪走筋層と外縦走筋層の間（筋膜）にはリンパ管の密度が高い[14]．

管壁のリンパ管系のリンパの流れは，それぞれの領域のリンパ節と関連している．したがって，食道癌の手術の際，がんの転移を防ぐために，がん転移のみられる，あるいは可能性のあるリンパ節をどこまで切除（郭清）するかは大きな問題である．食道癌の占拠部位と転移リンパ節との関係は極めて重要である．

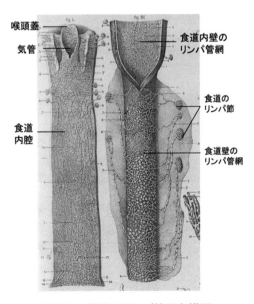

図7-8　食道のリンパ管分布描図
（サピー1874より引用・転載，著者名称付記）

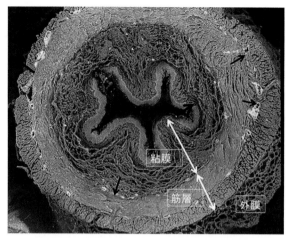

図7-9 食道の横断面のSEM組織化学像
食道粘膜下層と筋層にリンパ管（矢印：白色）が観られる．

　臨床的にも，食道粘膜癌のリンパ管侵襲あるいはリンパ節転移の割合は，胃癌や大腸癌における粘膜下層癌のそれと匹敵するといわれている．

　食道癌では癌浸潤が浅いものでもリンパ行性に転移しやすい特徴があるのは何故だろうか？　その答えは，ヒト食道壁のリンパ管の流れは，縦方向では横方向の6倍も多く流れることによるといわれている[15]．つまり，食道下部では，粘膜固有層と粘膜下層を境する粘膜筋板が発達しバリヤーとなっているため，粘膜固有層内のリンパ管は長軸方向（縦）に流れ，それが癌の跳躍型転移を起こしていると考えられている．また，食道は胸腔内において胸管と伴走しているとともに，リンパは胸腔内から胸管へ流入するので，食道癌のリンパ行性転移の可能性が推測される．

2．胃

　胃のリンパ流は，左胃動脈リンパ系，肝動脈リンパ系，脾動脈リンパ系を介して腹部大動脈周囲の腹腔リンパ節群に至る．胃の部位による具体的なリンパ流を三つに区分すると次のようになる．1）胃上部小弯側から左胃動脈根部，腹腔動脈根部に至り，ここから大動脈周囲へ至る．大弯側からは脾門部，脾動脈周囲から大動脈周囲へ至る．2）胃中部ではやはり同様に小弯側から左胃動脈根部，腹腔動脈根部に至り，ここから大動脈周囲へ至る．後壁側から後胃動脈に沿って脾動脈周囲に至り，同様にここから大動脈周囲へ至る．3）胃下部では，小弯側から右胃動脈周囲を介してあるいは直接総肝動脈へ流れ，ここから腹腔動脈周囲を介してあるいは直接大動脈周囲へ流れる．大弯側から右胃大網動脈を介して幽門下リンパ節へ入り，上腸間膜動脈周囲を経て大動脈周囲へ，あるいは幽門下動脈から膵前面を通って総肝動脈周囲へと流れる[16]．胃の各部位におけるリンパ管の分布は，噴門部や幽門部ではい

ずれもリンパ管網の発達は著しい．図7-10のようにラットの胃底部では，ヒトと異なり食道の連続として粘膜は重層扁平上皮で被われており，リンパ管が発達している[17]．胃壁の粘膜固有層の上層2/3部にはリンパ管はなく，粘膜内で観られるのは，もっぱら粘膜固有層の粘膜筋板に近い下層部と粘膜下層である（図7-11）．粘膜固有層下層から起った毛細リンパ管は一部連結して網構造を形成するが，そこから粘膜筋板を貫き，粘膜下層の弁を有する集合リンパ管へと連なり，隣接するリンパ管どうし吻合して網目を形成する．また，リンパ管は粘膜下層や筋層（図7-12），さらに漿膜下によく発達している（図7-13）．漿膜下のリンパ管網は，伸展組織の低濃度の過酸化水素水浸漬処理や組織化学染色によっても効果的に

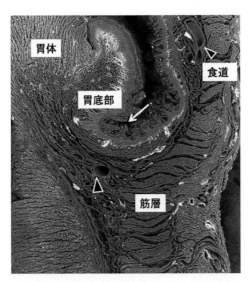

図7-10　ラット食道－胃（矢印：移行部）組織内のリンパ管分布（組織化学SEM像）
ラットの胃底粘膜は食道の連続で重層扁平上皮で構成．

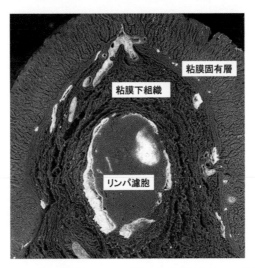

図7-11　サル胃粘膜組織のリンパ管分布（組織化学SEM像）
粘膜筋板付近や粘膜下層にあるリンパ濾胞周囲にリンパ管（洞）が発達．

104　7章　各種臓器のリンパ管網とリンパ流

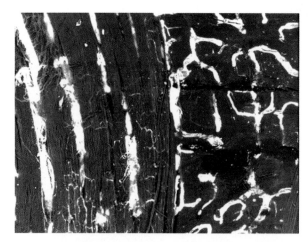

図7-12　サル胃壁の筋層のリンパ管網の組織化学SEM像
5'-Nase陽性リンパ管網がhighlight像として観られる．

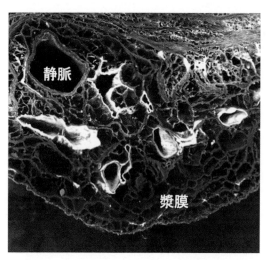

図7-13　漿膜下（サル胃）のリンパ管の5'-Nase組織化学SEM像
リンパ管はhighlight像で示されている．

描出される．

3．小腸・大腸

　口絵9aは小腸管壁の組織構築とリンパ管分布との関係を示す模式図である．腸絨毛に毛細血管網とリンパ管が発達しており，過剰な組織液や細胞を吸収し運ぶほかに，脂肪を吸収する．腸絨毛の腸上皮細胞直下に毛細リンパ管網があり，その中心部に取り囲まれるようにして中心リンパ管（旧名：中心乳び管）と呼ばれる盲管で始まる起始リンパ管（いわゆる毛細リンパ管）がある（口絵9b）．腸絨毛内のリンパ管と血管の分布様式に関して，従来の血

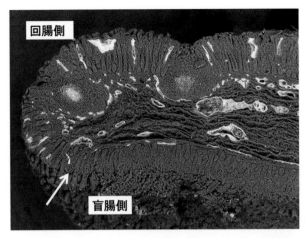

図7-14　回盲部組織のリンパ管分布（矢印：移行部, 5′-Nase組織化学SEM像）
回腸側粘膜（上部）には，盲腸側（下部）より著しく多いリンパ管が観察される．

　管内注入による血管樹脂鋳型に加えて，低濃度の樹脂液を用いて組織内穿刺注入により，絨毛内で，中心リンパ管の周囲を毛細血管網が被うように取り囲んでいることが三次元的に示されている[18]．

　回腸から盲腸（大腸）への移行部（回盲部）では，リンパ管の分布・発達状態は著しく異なる（**図7-14**）[19]．小腸では粘膜ヒダの腸絨毛に中心リンパが発達しているが，大腸では腸絨毛が無いので，粘膜固有層のリンパ管はほとんど目立たないが，粘膜下層から筋層のリンパ管は小腸と類似して発達している．

6. 胆囊, 肝臓, 膵臓

1. 胆　囊

　胆囊より出される胆汁は胆囊で分泌されると思われがちであるが，実は肝臓で産生され，胆囊内で水分の吸収により約3倍以上の濃度に濃縮される．また，これらの成分からしばしば胆石がつくられる．このように胆囊では胆汁の濃縮のため水分の吸収作用が著しいので，リンパ管網はよく発達している．**図7-15**にある胆囊，肝臓，胃など周辺のリンパ管分布のマスカーニの描いた模式図でも，胆囊の密なリンパ管分布が示されている．食事を取ると，小腸粘膜から消化管ホルモンの一種（コレストキニン）が分泌され，胆囊が収縮され胆汁が十二指腸に排出される．胆囊管をしばって胆汁の流れを遮断すると，胆囊のリンパ管が拡張するので，そこへ色素を注入すると，リンパ管の配列がよくわかる．

　胆囊壁の外層の漿膜下のリンパ管網の分布状況は，伸展標本でよく観察されるが，肝臓に接する外膜側の方が腹腔に面する漿膜側よりよく発達し，明らかに太いリンパ管網から成っ

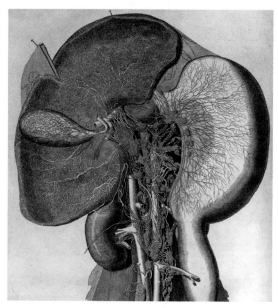

図7-15 胆嚢,肝臓,胃のリンパ管網
(マスカーニの模式図より引用・転載)

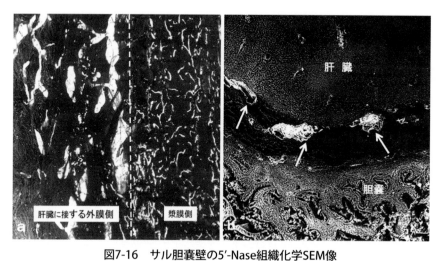

図7-16 サル胆嚢壁の5′-Nase組織化学SEM像
a:胆嚢の伸展標本. b:組織ブロック標本. 肝臓と接する外膜側の方が腹腔漿膜側より太いリンパ管(矢印)が発達している.

ている（**図7-16**）．また，リンパ管と毛細リンパ管の分布状況を胆嚢ヒダで比べると，ここにおいても腸絨毛と同様，リンパ管が毛細血管より自由面（腹腔側）より深層に分布していることが分かる（**口絵10**）．

2. 肝　臓

　肝臓のリンパ管分布に関しては，19～20世紀にかけて多くの研究が成され，胆道系に逆行性に注入した色素が，肝臓を区分する小葉間のリンパ管に入ることが知られている．特徴的なことは，①リンパ流量が多いこと[20]，②交通する細胞数が最も多いこと[21,22]，③血中のリンパ球は肝リンパ節に最も集積すること[23]さらに非リンパ性器官であるがリンパ球が盛んに再循環すること[24]などが知られている．しかし，肝臓のリンパ管の始まり（その起源）はどこか，小葉内あるいは小葉間から起こるのか，また，肝臓の特徴的な毛細血管（類洞）の周囲腔（デイッセ腔 space of Dise）とリンパ管は直接連絡しているのであろうか．最近の電子顕微鏡による観察により，肝臓内のリンパ管起始は，門脈三つ組（門脈・固有肝動脈・胆管）に絡みつくように存在することが明らかとなった．動脈周囲のリンパ管は小葉間結合組織すなわちグリソン Glisson 鞘内で網を形成して，小葉間リンパ管網は，肝臓の表層の被膜内のリンパ管網（**図7-17**）と，さらにそれらは肝鎌状間膜（**図7-18**）と吻合している．リンパの流れは，一つは門脈に沿って肝リンパ節に下行する経路と，ほかの一つは中心静脈に沿って上行し，縦隔リンパ節に注ぐ二つがあり，その80％は下行性に肝リンパ節に注がれるという[25]．

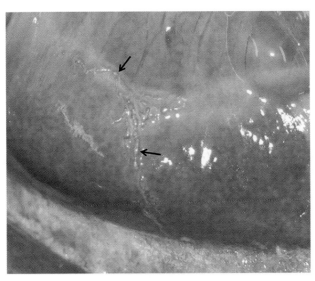

図7-17　ヒト肝臓表面のリンパ管（矢印）
（過酸化水素水処理標本）

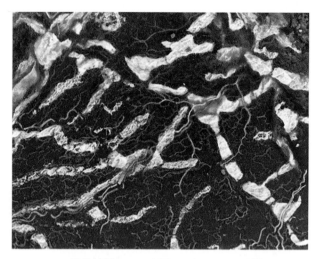

図7-18 サル鎌状間膜のリンパ管網（5'-Nase 組織化学SEM像）

3. 膵臓

　膵臓は解剖学的にその成り立ちから，膵頭・膵体・膵尾の三つの部分に区分され，血管系が異なるように，リンパ管系も複雑であり，以下のような違いがある[26]．膵頭前面では，総肝動脈と上腸間膜動脈に沿うリンパ節へ流れ，腹腔動脈や上腸間膜動脈起始部のリンパ節に入る（口絵 11a）．一部，十二指腸下行部では直接十二指腸の漿膜下のリンパ管網に移行する．膵体では右胃大網動脈，総肝動脈，膵動脈などに沿うリンパ節に入る．また，膵体から膵尾にかけては，左副腎に接する付近からリンパ管が起こり，横隔膜大動脈裂孔付近の大動脈周辺にあるリンパ節に達する（口絵 11b）．また，膵頭後面では後膵十二指腸動脈弓に沿うリンパ節が主であり重要である（口絵 11c）．

　膵臓内でのリンパ管の分布を知ることは，膵液過剰分泌による病態や，膵内分泌液の排導などの際のリンパ管の役割を推察する上で重要であるが，膵臓内でのリンパ管の微細分布に関しての報告は少ない．リンパ管はどのように分布しているか？　今世紀初めの研究では，膵内小葉では小葉間に広がるリンパ管網が大小の小葉全体を包み，太いリンパ管は血管に沿って走っているとされている．げっ歯類の膵臓に関する観察では，膵内の毛細リンパ管（起始リンパ管）が腺房間（小葉内）で盲端として始まり，小葉間の集合リンパ管へと流れることが明らかにされている[27,28]（図 7-19）．また，内分泌部の膵島（ランゲルハンス島）に毛細血管網はよく発達しているが，膵島内ではリンパ管が認められていないので，膵島とリンパ管系との関係は現在のところ不明である．しかし，膵島周辺にリンパ管が認められることから，膵島からの分泌物（ホルモン）の吸収・運搬にリンパ管も関与している可能性が推察される．膵臓から分泌された生理活性物質（インスリンなど）を含む液は，膵リンパ管から乳

び槽,胸管への流れるという[29].慢性膵炎を伴う糖尿病は,膵島細胞は正常でも,組織の線維化やリンパ浮腫が吸収を阻害している特徴があると考えられ,今後の研究の発展が期待される.

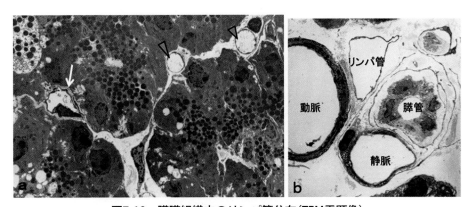

図7-19　膵臓組織内のリンパ管分布(TEM電顕像)
a:毛細リンパ管(矢印),毛細血管(矢頭).　b:膵臓外分泌部小葉間結合組織のリンパ管・血管・膵管

7. 内分泌器（甲状腺と副腎）

1. 甲状腺

　甲状腺はホルモンを産生する内分泌器官の一つで前頸部にある.腺組織の特徴である小葉は,濾胞*という袋状の構造をつくり,甲状腺ホルモンの生合成・分泌に働いている.甲状腺の個々の濾胞には,特徴ある毛細血管（有窓型）が密なかご状の網目をつくり直接密着しているが,毛細リンパ管は各濾胞を数個集団として取り囲み,粗大な網工を形成している.つまり,毛細リンパ管は毛細血管より濾胞（上皮細胞）より離れた位置に分布していることが特徴である（**図7-20**）.これまでの胸管リンパのホルモン測定より,直接的な証拠はないものの,ホルモンの一部は結合組織の間隙を通って毛細リンパ管に入ることが推測される.

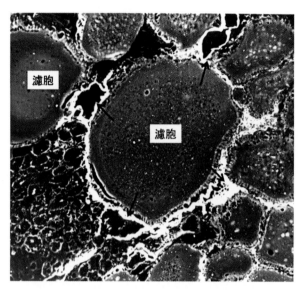

図7-20　甲状腺(濾胞周辺)のリンパ管(矢印)

2. 副　腎

　副腎のリンパ管分布状況は，その組織構築と関連して，かなりの動物種差があり，必ずしも見解は一致していない．副腎の実質（皮質・髄質）を包む被膜（外葉：脂肪被膜，内葉：線維被膜）にリンパ管が分布することは明らかである．しかし，実質での微細分布については不明であり，被膜からの実質への浸入・連絡は考えられず，もし分布するとすれば，髄質動脈や中心静脈周囲の結合組織中である可能性がある．

> ＊濾胞：甲状腺で1層の上皮細胞に囲まれた小さな袋で，甲状腺ホルモンのもとになる蛋白質（サイログロブリン）を含み，ここでホルモンが合成される．

8. 腎臓と尿路（尿管，膀胱，尿道）

　腎臓のリンパ流は，心不全のような静脈圧の亢進や尿路結石による尿圧の上昇時などでは正常に比べて十数倍も高まる．このことは腎臓のリンパ系が血液循環や尿代謝・排導に重要な役割を果たしていることを示している．腎臓の被膜・被膜下にリンパ管がある．腎臓内の毛細リンパ管は小葉間動脈に伴い，皮質と髄質の境界域にある弓形リンパ管に始まる．つまり弓形リンパ管は葉間リンパ管に続き，腎門で輸出リンパ管として左右の腰リンパ節に流れる．弓形リンパ管や小葉間リンパ管は前集合リンパ管として働くが，毛細リンパ管様の構

造を持っているので血管周囲結合組織から水分を吸収する．腎皮質の間質は小葉間動脈の血管周囲結合組織とつながっているので，皮質の液は組織間隙から血管周囲組織に入り，そこで毛細リンパ管に吸収される．腎髄質にはリンパ管は無いので，液は血管へ吸収される．また，腎臓のリンパ管の微細構造に関する研究では，腎臓皮質にみられる毛細リンパ管はすべて小葉間動静脈周囲の結合組織にのみ認められると報告されている[30]．

1．尿路（尿管，膀胱，尿道）

尿管の上部のリンパ管は腎臓のリンパ節へ入るが，下部のものは傍大動脈や下腰リンパ節や総腸骨リンパ節に，骨盤内臓位置の者は内・外腸骨リンパ節に入る．膀胱のリンパ管はいろいろな位置の腸骨リンパ節に入る．尿道の粘膜のリンパ管網は密となり，近位では膀胱や射精管の網と，遠位では亀頭の網とつながっているなお，膀胱壁においても，血管が浅層（上皮側）にあり，リンパ管は深層に分布している（図7-21）．

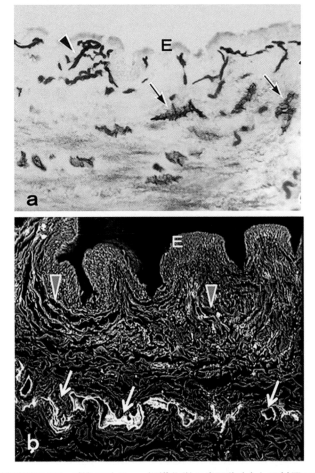

図7-21　膀胱壁のリンパ管の5′-Nase 組織化学の光顕像(a)と反射電子SEM像(b)
E：上皮．矢印：リンパ管，矢頭：血管

9. 女性生殖器（卵巣・卵管，子宮，腟・腟前庭・陰核）

1. 卵巣・卵管

　卵巣は骨盤腔の外側壁の近くに左右一対あるが，卵巣皮質の毛細リンパ管は卵胞*や黄体**を取り巻き，密な網状構造を形成している．髄質におけるリンパ管は卵巣門に集合リンパ管とし連なり，動静脈に伴って卵巣を出る．リンパの流れの主流は精巣と同様腰リンパ節に向かう．卵巣におけるリンパ管は，卵胞の成熟あるいは黄体の形成の際に，過剰な組織液の排導路として重要であるとともに，黄体形成ホルモンの運搬に関与していると考えられる．

　また，卵管は卵巣と直接つながっていないが，排卵された卵子は卵管の尖端（卵管采）から取り込まれる．リンパ管は卵管采の全層と漿膜下にみられるが，卵管膨大部，峡部，卵管子宮移行部と下るに伴い固有層にはみられず漿膜下のみ観察される．

2. 子　宮

　子宮は膀胱と直腸の間にある平滑筋性の中空器官であるが，その壁は子宮内膜・子宮筋層・子宮外膜の3層から構成されている．子宮内膜は性周期の影響を強く受け，粘膜の著しい変化を示す．子宮内膜のリンパ流の変化は免疫反応とも大きく関係していることが知られている．これまでヒトの子宮の性周期におるリンパ管分布の変化については，別所[31]の報告がある．それによると，増殖期の初期ではリンパ管は粘膜基底層深層で細静脈に伴ってみられ，子宮腺付近でループ状またはアーケード状を呈し，増殖期の中期以降はリンパ管や細静脈はより細くなっていく．分泌期になると，子宮内膜の機能層は肥厚し子宮腺には分泌物が貯留し，血管も豊富であるが，リンパ管は機能層にはみられず基底層のみである．月経期では機能層は脱落するので，基底層は浮腫状を呈し，リンパ管は拡張しているが，子宮腔には開放していない．なお，子宮を固定する子宮広間膜のリンパ管はよく発達している．

3. 腟・腟前庭・陰核（図7-22a）

　腟のリンパ管は体壁のリンパ叢を通じて，子宮頸部や子宮体のリンパ管網と吻合している．腟下部のリンパ管は腟動脈に伴い，内腸骨リンパ節へ流れる．腟円蓋側では傍腟リンパ節や子宮腟リンパ節に入る．また，腟からリンパは直腸リンパ管と吻合して傍直腸リンパ節へも流れる．腟前庭，小陰唇や大陰唇の内側の粘膜に生じる起始リンパ管は，内側では腟の粘膜のリンパ管網と外側では大陰唇や恥丘の皮膚のリンパ管網と交通する．陰核の起始リンパ管は恥骨結合の前で，陰門のリンパ管と共に，陰部リンパ叢を形成する．

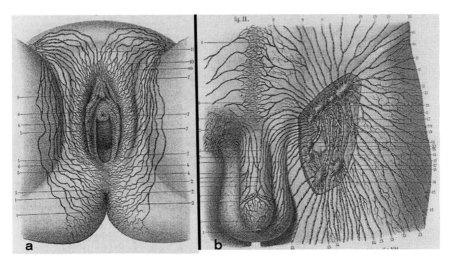

図7-22　外生殖器（a：女性，b：男性）および鼠径部のリンパ管網の描図
（サピー1874より引用・転載）

10. 男性生殖器（精巣，精管，前立腺，陰囊，陰茎）

1. 精巣，精管，前立腺

　精巣のリンパ管の報告では，"lymphatic vessels" リンパの名より "absorbent vessels" という言葉が使用されている[32]．小谷正彦氏の談話[33]によると，胸管の造影のために精巣に造影剤を注入[34]しているという．精巣と精巣上体のリンパ管は隣接して走り，局所リンパ節へ向かう．また精管や精囊のリンパ管も精巣や精巣上体のリンパ管に伴い上行し，腰リンパ節にはいる．

　前立腺のリンパ管は腺葉周辺から起こるが，他に尿道や射精管の前立腺部から起こるリンパ管と吻合している．前立腺の輸出リンパ管は前立腺の後表面から出て，自由な流れを持つ．前立腺のリンパは，それぞれ側面は外腸骨リンパ節，後側面では内腸骨リンパ節，後面では外仙骨リンパ節へ流れる．一般に膀胱，直腸や精囊などの隣接器官のリンパ管と吻合する．とくに，直腸のリンパ管との連携は，リンパが傍直腸リンパ節に流れるので重要である．

　精巣内のリンパ管は精巣白膜および白膜直下の間質のみにあり，小葉内にはない．精巣上体の間質のリンパ管は精巣白膜を貫き，精巣上体動脈に伴い精索を上行する．

2. 陰囊，陰茎（図7-22b）

　陰囊や陰茎のリンパは精巣とは異なり，鼠径リンパ節に流れる．陰囊皮膚で縫線の領域でリンパ管網は密に分布し，体幹のリンパの流れの分水嶺となる．陰囊と陰茎の皮膚の間，陰

茎の基部の移行域から，2, 3のリンパ管が背側を上行し，陰茎皮下の集合リンパ管とともに上内側鼠径リンパ節へ入る．なお，海綿体には起始リンパ管は見られていない．現在，乳癌や悪性黒色腫で一般手技となっているセンチネルリンパ節生検は，カバナスがリンパ管造影を使って陰茎からのリンパが，常に上内側鼠径リンパ節に到達することを証明したのが最初とされる[35]（14章 がんとリンパ系）．

> *卵胞：卵子のもとになる卵細胞とそれを囲む上皮（卵胞上皮という）を合わせたもの．
> **黄体：卵巣から排卵された後の卵胞は，まもなく黄色の色素をもつルテイン細胞で満たされプロゲステロンとエストロゲンの2種類の女性ホルモンを分泌する（妊娠黄体）．

コラム

陰嚢水腫

蚊によって媒介されるフィラリヤがお腹の中のリンパ管内で増殖し，リンパ浮腫をきたすもので，奄美諸島の風土病である．下半身と睾丸が異下半身常に腫脹（陰嚢水腫）し，腫大した睾丸が膝下まで下がった標本もみられる．

ちなみに，日本の歴史を大きく転換させた鹿児島の西郷隆盛はよく浴衣を着ていた．東京・上野公園にある有名な西郷さんの銅像も愛犬を連れた浴衣姿のものである．そのわけは，西郷さんは晩年はひどい象皮症に悩まされたといいます．二度の奄美諸島での生活（流罪）で感染したのであろうと推測されている．なお，図13-9に示されている著しく肥大した陰嚢は，同時に下肢にみられる腫大とともに，原発性のリンパ浮腫によるものである．

小児でみられる陰嚢水腫は赤ちゃんのころの陰嚢の形成異常によっておこるものである．つまり，母親のおなかにいる時に，赤ちゃんのおなかのなかにあった精巣（睾丸）が，生まれるまでには陰嚢に降りて袋に納まり（精巣下降），陰嚢が通った道は自然に閉じる．しかし，この道の閉じるのが遅かったり，うまく閉じなかったりすることが原因で，おなかの中に留まる（精巣停帯）．

参考文献

1) Millar AJ, et al : Cardiac lymph : Flow rates and composition in dogs. Am J Physiol 206 : 63, 1964.
2) Leak LV, et al : Lymphatic vessels of the mammalian heart. Anat Rec 191 : 83, 1978.
3) Noguchi T, et al : The distribution and structure of the lymphatic system in the dog atrioventricular valves. Arch Histol Cytol 51 : 361, 1988.
4) Shimada T, et al : Morphological studies of the cardiac lymphatic system. Arch Histol Cytol 53 : 115-126, 1990.
5) 森 堅志：気道及び食道のリンパ管．日気食会報 19 : 85-98, 1958.
6) 木原卓三郎：中枢並びに末梢神経系の脈管外通液路．最新医学第11巻第1号，1956.
7) Furukawa M, et al : Topographic study on nerve-associated lymphatic vessels in the murine craniofacial region by immunohistochemistry and electron microscopy. Biochem Res 29 : 289-296, 2008.
8) 岡田慶夫：図説・肺のリンパ系と肺癌．金芳堂，6-34, 1989.
9) 葱那将愛：第13章胸隔内のリンパ系－日本人のリンパ系解剖学．金原出版，115-138, 1968.
10) Masada S, et al : Structure and distribution of the lymphatic vessels in the parietal pleura

of the monkey as studies by enzyme-histochemistry and by light and electron microscopy. Arch Histol Cytol 55 : 525-538, 1992.
11) 藤村　朗：口腔領域における毛細リンパ管構築．リンパ学 22 : 21, 1999.
12) 陳　寛宏，藤村　朗：ゴールデンハムスターの舌におけるリンパ管の走行．岩手医大歯誌 19 : 91-102, 1994.
13) Matsumoto Y, et al : Lymphatic networks in the periodontal tissues and dental pulp as revealed by histochemical study. Microsc Res Tech 56 (Guest Editor, Kato, S.) : 50, 2002.
14) 村上　弦：ヒト縦隔リンパ管系の解剖組織学的特異性．リンパ学 30 : 30-35, 2007.
15) Weinberg JA : The intrathoracic lymphatics. Lymphatics of esophagus. In lympahatics in cancer. Haagensesen, et al (eds 9 Chapter 6, p245-249, WB. Saunders Co. Philadelphia, London, Toronto, 1972.
16) 伊藤誠二，他：胃癌のリンパ行性転移とその治療．リンパ学 36 : 95-98, 2013.
17) Ji RC, et al : The distribution and architecture of lymphatic vessels in the rat stomach as revealed by an enzyme-histochemical method. Okajimas Folia Anat Jpn 73 : 37-54, 1996.
18) Ohtani O : Three-dimensional organization of lymphatics and its relationship to blood vessels in rat small intestine. Cell Tissue Res 248 : 35-374, 1987.
19) Yasunaga A, et al : Enzyme-histochemical study on the fine distribution of the intramural lymphatics at the ileocecal junction of the monkey intestine. Okajimasu Folia Anat Jpn 68 : 295-270, 1991.
20) Heath TJ, et al : The cells of deep lymph.J Anat 96 : 397-408, 1962.
21) Yoffey JM, Courtice FC : Lymph flow from regional lymphatics: III Liver. lymphatics, lymph and the lymphomyeloid complex. Academic press London pp.229-236, 1970.
22) Smith ME, et al : Migration of lymphoblast in th rat. Preferential localization of DNA-synthesizing lymphocytes in particular lymph nodes and other sites. Monogr Allergy 16 : 203-232, 1980.
23) Luetting S, et al : Naïve and memory T lymphocytes migrate in comparable numbers through normal rat liver: Activated T cells accumulate in the periportal field. J Immuno 163 : 4300-4307, 1999.
24) 上田裕司，他：樹状細胞と再循環リンパ球の肝臓及び肝リンパ管における trafficking．リンパ学 32 : 63-66, 2009.
25) 大谷　修，他：肝臓における通液路とリンパ管．第 6 回臨床解剖研究会記録 (3) : 32-33, 2002.
26) Sai M, et al : Peripancreatic lymphatic invasion by pancreatic carcinoma:evaluation with multi-detector row CT. Abdominal Imaging 2008.
27) Ji RC, Kato S : Demonstration of the intralobular lymphatics in the guinea pig pancreas by an enzyme-histochemical method. J Anat 191 : 15-22, 1997.
28) Regoli M, et al : Pancreatic lymphatic system in rodents. Anat Rec 263 : 155-160, 2001.
29) Dumont AE, et al : Lymphatic pathway of pancreatic secretion in man. Annals Surg 152 : 403-409, 1960.
30) 市川早苗：腎実質内リンパ管の微細分布．解剖誌 54 : 243-250, 1979.
31) 別所俊夫：ヒトの子宮壁内リンパ管－微細分布と月経変化－．東医誌 35 : 505, 1977.
32) Setchell BP : Testicular lymph and lymphatics. 3. Testicular blood supply,lymphatics drainages, and secretion of fluid. 165-239. The testis．I A.D. Johnson (ed.), Academic Press, New York and London, 1970.
33) 石田　修，他：日本におけるリンパ学研究の歴史．リンパ学 18 : 21-34, 1995.
34) Fukuoka S, et al : Kurze Mitteiling Uber die Rontgenographie Lymphagefasssystems sowie uber den Menchanisms der Lymphstromung. Proc Imp Acad 5 : 100-102, 1929.
35) Cabanas RM : An approach for the treatment of penile carcinoma. Cancer 39 : 456-466, 1977.

8章 神経系のリンパ流

1. 脳脊髄液とリンパ

　脳や脊髄（中枢神経系）には第三の体液とも呼ばれる脳脊髄液（髄液）がある．脳や脊髄は主に線維からなる結合組織性の被膜（髄膜）により包まれており，髄膜は硬膜・クモ膜・軟膜の3層から成っている．外層の硬膜は骨の表面を被う骨膜と同じく血管とリンパ管を持ち，クモ膜とその下のクモ膜下腔には脳脊髄液が満たされている．硬膜の下のクモ膜と軟膜にはリンパ管はなく，それらに包まれる脳や脊髄には当然リンパ管はない．個々の神経線維（軸索）は，神経内膜という薄い膜状の鞘に包まれ，次いで神経周膜という鞘に包まれ集束し（神経束となり），さらに神経上膜という強い線維状の鞘により神経全体が包まれてまとまった太い神経束を構成している．その神経上膜にはリンパ管がみられる（**図8-1**）[1]．

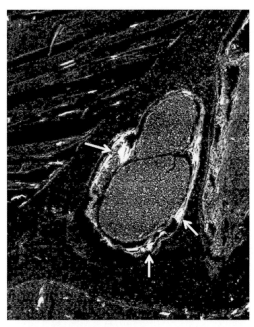

図8-1　マウス下顎部の前頭断面のLYVE-1免疫SEM反射電子像
下歯槽神経の神経鞘（神経上膜）のリンパ管を矢印で示す．

髄液は脳室を裏打ちする上衣という特殊化した脈絡叢*から分泌されている．その主な吸収路については，古くからの脳硬膜の上矢状静脈洞内に突起を出しているクモ膜顆粒から吸収されるとされてきたが，近年髄液の循環理論に関しては議論のあるところである．髄液の吸収路を知るため，クモ膜下腔に墨汁などを注入すると，30分もすると頸部にあるリンパ節が墨で真っ黒くなる[2]．嗅粘膜の部位にある嗅神経の神経周膜（嗅神経鞘）から漏れた墨は周囲のリンパ管に吸収され，鼻粘膜のリンパ管網を通り鼻腔から近くのリンパ節に注ぐことになる[3]．7章2項図7-2で示したように，マウスの鼻腔粘膜にあるリンパ排導路として，上記の嗅神経との関係が推測される．また，ほかにも，視神経鞘**からも多少の髄液が眼窩***のリンパ管網へ回収される可能性がある．クモ膜下腔とリンパ管とのこのようなつながりについてはいくつかの報告[4,5]があり，脳神経や脊髄神経が頭蓋腔あるいは椎間孔から出たところで，そこに分布する毛細リンパ管に吸収されるのである[6]．

脳血管から漏出した組織液は髄液に流入するので，髄液は脳の置かれた環境をよく反映しているといえる．その意味で，脳室・クモ膜下腔に注入した墨のように，髄液が頸部リンパ節に流れることは意義が大きい．著者らも，硬膜外リンパ系と呼ばれる中枢神経固有のリンパ管系が髄液の側副吸収として深くかかわり，この経リンパ管髄液側副吸収路によって，頸部リンパ節は脳の所属リンパ節として働き，髄液の環境は常に免疫系に監視されているものと考えている[7]．脳神経や脊髄神経（末梢神経系）が髄膜を通過する場所では，硬膜が神経束の被膜である神経上膜に連続している（**図8-2**）．太い神経の神経上膜には毛細血管や

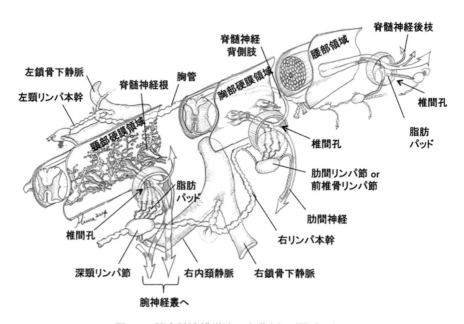

図8-2　脳脊髄液排導路の右背側面（模式図）
頸部や胸腰部領域における上硬膜のリンパ管分布に著しい違いがみられる．
（大分大学医学部　三浦真弘先生提供）

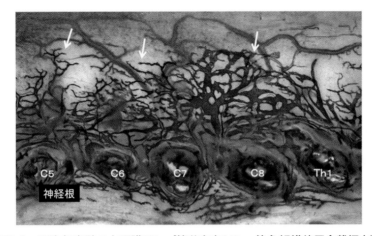

図8-3 頸胸部脊髄の上硬膜リンパ管分布（5′-Nase染色組織伸展全載標本）
矢印は上硬膜リンパ管の起始部を示す．

毛細リンパ管が出現するが（**図8-3**），神経周膜を貫いて神経線維内に入り込むことはない．神経周膜は密に連続した膜なので，神経線維束内はリンパ管系から隔絶されていることになる．このことは，実際に神経上膜に標識物質を入れても神経線維束内に侵入せず神経上膜内のリンパ管に回収され，反対に，神経線維束内に入れても，神経線維に沿って急速に拡散するだけで神経周膜を通過して神経上膜に現れることがないことからも明らかである．ただし，神経周膜は塩化カルシウムなどある種のイオンやグルコースのような低分子を通過させることが知られている．このことから，神経周膜は神経線維束内外の物質透過の選択的な関門として，神経内膜内の環境維持にあずかっているものと考えられる．

　頭頸部がんの伸展様式として，がんが神経の走行に沿って直接浸潤していく傍神経浸潤（perineural invasion）があり，予後不良や高い再発の指標とされてきた．傍神経浸潤を示すがんには，扁平上皮がんや腺腫様がんがあるが，この浸潤様式は神経上膜のリンパ管との関係が推測される．

　なお，脳内の髄液が減少して低髄液圧で起立性頭痛を起こす病態を特発性頭蓋内圧症候群とされている．わが国では鞭うち症やスポーツ障害で生じる慢性的な頭痛・めまい・倦怠感さらに集中力や記憶力の低下など多彩な自覚症状を起こす病態に対して，「脳脊髄液減少症」（cerebrospinal fluid hypovolemia）の病名が一般に広く用いられている．この疾患の発症原因としては，①脈絡叢による髄液産生の低下，②クモ膜絨毛****の髄液吸収の亢進，③硬膜裂孔からの髄液漏出の三つあげられる．最近の画像診断によると，脊髄領域での髄液漏出説が広く支持されており，髄液漏出の好発部は硬膜鞘部と考えられている．とくに，神経根部周囲の髄膜部で脳脊髄液の吸収亢進に密接に関わる篩状斑を含む脈管外通液路（前リンパ管通液路），クモ膜顆粒などが重要とされている[8,9]．

> *脈絡叢：脳室の内腔を被う上衣と脳実質の表層を被う軟膜から成る脈絡組織が血管と共に脳室内に突出したもので，脳脊髄液を産生する．
> **視神経鞘：視神経の束を取り巻く線維性の鞘．
> ***眼窩：眼球を入れる頭蓋骨の一部（7種の骨）により構成される深い大きなくぼみ．
> ****クモ膜絨毛：クモ膜が絨毛状あるいは顆粒状（クモ膜顆粒）に静脈洞内へ突出したもの．

2. 神経周膜と鍼灸

　これまで注入した墨が，神経束を取り巻く膜の神経周膜から漏れ周囲のリンパ管に入り広がることを述べたが，これらの実験・観察の結果から，髄液循環の新しい考え方として，神経周膜の髄液と周辺のリンパとの間の交流が示唆される．そこで，髄液とリンパの両者の液性作用が神経系を巻き込んでからだに作用する可能性が推察される．そこで，ここでは東洋医学で古くから行われている鍼灸（針灸）の臨床で大変興味深い「経絡」・「経穴」（中国では腧穴いわゆる「ツボ」）との関連性について説明しょう．

　東洋医学においては，全身（左右）に「気」・「血」・「津液」の補充や代謝に網の目のように張り巡らされた14の「経絡」があるとされている．「経絡」はからだ全体を循環する12の正経と督脈と任脈を合わせたもので，実際の治療では，これらの「経絡」の上にあります「経穴」（ツボ）が使われている．穴といっても，実際に皮膚に穴があいているわけではなく，そこに目にみえない「気」が出入りしているというのである．つまり，「経穴」は「気」や「血」の通り道であり，ツボはその道の上にある駅のようなものと考えられている．

　「気」や「血」の流れが滞ったときに，経絡の上のツボにトラブルが現れ，「臓腑」（コラム参照）の不調も反映されることも多いわけである．つまり，簡単にいえば，ツボを刺激することで気や血の流れを調節し，臓腑の働きをととのえることができるというわけである．ツボの刺激により，自律神経や感覚神経が刺激され同時にリンパの流れがよくなり，それにより結果として，すべての臓器に対して良い影響を及ぼしているという考えである．からだの硬いところにはツボはなく，またリンパの流れは少ないが，リンパの流れとツボとは何らかの関係があることが推察される．

　現在の中国医学では，確かに，鍼灸の臨床からは，経絡の存在は疑うべからざるものとされている[10]．これまで，「経絡とは人体の気血循環の通路であり，全身あまねく分布しており，うちには臓腑に属し，外には四肢関節と連絡し，身体各部をつないで人体を完全に有機的に組織し，全身の機能系統を調節するものと考えられている．しかし，医学的研究によってもほとんど解明されていないのが現状である」[11]と報告されている．刺激による反応という生理機能には，まず「刺激の受容器は何か？」そこから解明しなければならない．ここでいう受容器とは，皮膚の感覚神経の末梢端部である．皮膚は，温かさ，冷たさの温度や振動や痛

みを感じる．また，その感覚には，単なる接触や圧迫にいる粗大な触覚から，物の何か識別できる触覚もある．それで，ツボを刺激する方法としては，鍼や灸のほかに，指圧，マッサージ，電気刺激（温熱・振動），レーザー照射などある．

それでは，このような機能を持つといわれているツボとは一体どんものなのであろうか？形態科学の立場からは，「機能するところに形態あり」とするなら，ここはまさに解剖学の出番である．

これまで，ツボがあるという皮膚の限られた部位に神経・血管・リンパ管がどのように分布するか，そこに特別な組織構造があるのかなどの研究がなされてきた．ツボと呼ばれる組織には，その周辺の組織と比べて神経線維や血管・リンパ管の数が多い傾向にあるようであるが，生理的に電気抵抗の減弱部や自律神経などとの関係は明らかではない．

鍼灸では，経路に沿った経穴いわゆるツボに各種の針を，基本的に皮膚に垂直に刺し，その時，患者の「ピリッときた」とか「気持ちがいい」とか，いろいろな反応を注意深く聞きながら深さを探る．針は局部の前後左右から立体的に数本刺入され，刺した針をそのまま一定時間放置したり，僅かに指で軽く叩いたり，振動させたりする．灸の場合は，経穴に艾を置いて火をつけるなどする．このような鍼灸刺激によって，これまでに述べたような体液（髄液・リンパ）の交流による神経系への効果が生じるのであろう．針灸の効果について，近年「"経絡"は神経周膜内の脳脊髄液系である」という大変興味い深い新しい考え方が報告されている[12]．東洋医学と西洋医学の接点として，ツボとリンパの関係は，今後，大変面白い課題であり，研究の進展が期待される．

3. リンパ管の神経支配

リンパ管の壁には，多数の栄養血管とアミン作動性の無髄神経が外膜側より内皮直下の平滑筋層の間にまで侵入し，このポンプ作用としての能動的リンパ輸送機構を調節していると考えられている．

これまでリンパ管平滑筋の自発収縮について調べられた報告では，自発性収縮は平滑筋に存在するATP-感受性K^+チャネルの活性化を介して発現するものと推測されている．しかし，毛細リンパ管周囲の神経分布については組織学的な検索は比較的少なく，小腸絨毛や腸間膜の関連したリンパ管分布状況に関する観察は見られるが，実質臓器に関しては，僅かに肝臓や膵臓についてのみである．

なお，これまで管壁に平滑筋を持たない毛細リンパ管には神経は分布しないと考えられていたが，毛細リンパ管周囲の神経分布についての実験動物（イヌ，サル）を用いた電子顕微鏡による観察では，リンパ管内皮細胞の結合部や核の基底側に近接してペプチド神経が存在することが明らかにされている[13,14]．これらの神経の作用としては，リンパ管内腔や間質の

情報を感知伝達し[15],さらに,種々の物質の吸収・運搬を調節している可能性が考えられている.腸管壁の筋層におけるリンパ管は,胃壁と同様,筋線維束の走行に沿って分布し,神経叢(アウエルバッハ筋層間神経叢)と錯綜している(図8-4)[16].なお,これまでラット胃のSEM観察で報告[17]されたリンパ管と神経の三次元像は,動物種や臓器は異なるものの,本組織化学像と対比されるものである.

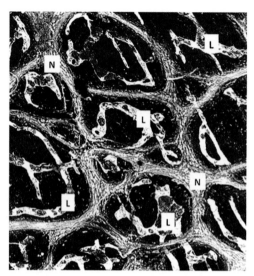

図8-4 小腸壁筋層のリンパ管と神経網の組織化学SEM像
L:リンパ管(5′-Nase反応),N:神経網(アセチルコリンエステラーゼ反応)

> **＊神経叢**:神経線維が吻合し錯綜し,神経細胞とともに混在している.なお,肉眼解剖学でいう神経叢とは,神経線維の分枝・吻合の錯綜状態をいう(例:腕神経叢).

4. 眼と耳のリンパ流

最後に,感覚器(視覚-眼,聴覚-耳)におけるリンパについてふれておこう.

眼のリンパ管分布に関する研究報告は極めて少なく,僅かに眼瞼,結膜や涙腺などに限られているようである.リンパ管は,眼球内にはなく,眼窩にはある.これは墨注入実験により,脳脊髄液が一部脳脊髄神経根部より出てリンパ管に吸収されるという観察から明らかにされたものである.つまり,視神経の内・外鞘はそれぞれ脳の軟膜と硬膜の直接の突起・連絡という考えに基づくものである.すなわち,眼窩のリンパ管は視神経鞘間隙から隙外の結合組織に浸潤し,その後毛細リンパ管網に吸収されるので,眼窩内のリンパ管は脳脊髄液を排導するリンパ管と考えられる.

なお,眼瞼のリンパ管は皮膚のリンパ管と同様で,真皮で密な網を形成し瞼板のまわりでは皮下組織で疎なリンパ管網をつくっている.結膜のリンパ管は粘膜固有層から粘膜下層へ

向かい排導され，眼窩脂肪体内のリンパ管へと連絡する．涙腺のリンパ管は外眼角から耳下腺内のリンパ節を経由して頚リンパ節に流れる．

耳のリンパ管分布といえば，すぐに平衡覚と聴覚を司る内耳の骨迷路*の外リンパと膜迷路の内リンパとが思い浮かぶが，このリンパはやや複雑である．骨迷路とは，側頭骨の中にあって複雑な形の管状の洞窟であり，その中にこれと似た膜性の膜迷路がある．骨迷路と膜迷路の間の腔が外リンパ隙と呼ばれ，ここに外リンパがあり，膜迷路内に内リンパがある．つまり，骨迷路の中に膜迷路があるので，膜迷路を取り除けば，外リンパ隙もなくなるので，外リンパ隙と膜迷路を合わせたものが骨迷路となるわけである．しかし，実際には外リンパ隙のことを骨迷路と呼ぶことが多く，外リンパで満たされているわけであるから，骨迷路の壁をおおい裏打ちしている内皮はリンパ管内皮とみなされ，骨迷路は一種のリンパ管と考えられる．

外リンパと内リンパとその化学組成をみてみると，内リンパは細胞内液の性質を持ち，外リンパと比べて，カリウムが多く，ナトリウムやマグネシウムが少ないのが特徴である．

外耳（耳介・外耳道・鼓膜）のリンパ管分布は基本的には皮膚のそれと類似している．鼓膜は外側から内側に向かい皮膚層・固有層・粘膜層から成るが，粘膜下にはリンパ管が発達している[18]．中耳炎の一つで世間にあまりよく知られていない中耳真珠腫**がある．この病気は本来皮膚の部分が粘膜に向かい嚢胞状となり，炎症細胞が浸潤して障害するものである．本症例のリンパ管分布を調べたわれわれの観察では，埋もれた粘膜から漏れた粘液が組織に浸み込みリンパ管内にも浸入しているのが認められた．つまり，浸入した粘液がリンパ管内皮を脱落させ，周囲の結合組織の浮腫を起こし炎症が進むことが推測される[9]．

> *骨迷路：側頭骨（錐体）にある複雑な形をした空洞で，その中に同じ形の膜の袋状の膜迷路があり，聴覚・平衡覚を司っている．
> **中耳真珠腫：真珠腫性中耳炎といい，多くは滲出性中耳炎を繰り返したり遷延し，角化した鼓膜の上皮が重なって真珠のような光沢を持つことから「真珠腫」と呼ばれる．

参考文献

1) Furukawa M, et al : Topographic study on nerve-associated lymphatic vessels in the murine craniofacial region by immunohistochemistry and electron microscopy. Biomedical Res 29 : 289-296, 2008.
2) 金澤弘明，他：神経系のリンパ路．リンパ管−形態・機能・発生．大谷　修，他編．西村書店，pp185-189, 1997.
3) Koh L, et al : Integration of the subarachnoid space and lymphatics: is it time to embrace a new concept of cerebrospinal fluid absorption? Cerebrospinal Fluid Res 2 : 6, 2005.
4) Magari S : The spinal cord and the lymphatic system. In:(ed.by) Foldi M, et al : Lymphangiology, FK Schattauer Verlag. Stuttgart New York pp509-517, 1983.
5) Kida SA, et al : CSF drains directly from the subarachnoid space into nasal lymphatics in the rat. Anatomy, histology and immunological significance. Neuropathol. Appl Neurobiol 19 : 480-488, 1993.

6) Kotani M : The lymphatics and lymphoreticular tissues in relation to the action of sex hormone. Part 1 The lymphatic system Arch Histol Cytol 53(Supple) : 1-46, 1990.
7) Miura M, et al : Lymphatic drainage of the cerebrospinal fluid from monkey spinal meninges with special reference to the distribution of the epidural lymphatics. Arch Histol Cytol 61 : 277, 1998.
8) 三浦真弘, 米村　豊：脳脊髄液減少症にともなう髄液漏出の発生機序と脊髄硬膜外リンパ系との形態学的関係について．リンパ学 33 : 2, 2010.
9) 三浦真弘：脊髄硬膜外リンパ系の形態的特徴とその存在意義－リンパ学から見た脳脊髄液の生理的漏出と異常漏出機序について－．形態科学 17 : 17-29, 2014.
10) 神川喜代男：鍼とツボの科学，講談社(東京)ブルーバックス，1993.
11) 藤林敏宏：医師のための現代中国針灸学．医学書院(東京)，1978.
12) 橋本一成：中国医学でいう経絡とは何か．ミクロスコピア 20 : 111, 2003.
13) Ichikawa S, et al : Immunohistochemcial demonstration of peptidergic nerve fibers associated with the central lacteal lymphatics in the duodenal villi of dogs. Arch Histol Cytol 54 : 241-248, 1991.
14) Ichikawa S, et al : Nerve terminals associated with the central lacteal lymphatics in the duodenal and ileal villi of the monkey. Acta Anat 146 : 14-21, 1993.
15) Guarna M, at al : Peptidergic innervations of mesenteric lymphatics in guinea pigs. Lymphology 24 : 161-167, 1991.
16) 加藤征治：腸内の迷路〜リンパ管と神経の錯綜．ヘルシスト 129 : 60, 1998.
17) Ohtani O, Murakami T : Lymphatics and myenteric plexus in the muscular coat in the rat stomach: A scanning electron microscopic study of corrosion casts made by intra-arterial injection. Arch Histol Jpn 50 : 87-93, 1987.
18) Nagai T, et al : Confirmation of mucin in lymphatic vessels of acquired cholesteatoma. European Archives of Oto-Rhino-Laryngology and Head & Neck 2005.

9章 免疫反応とリンパ系

1. ミクロの戦士・リンパ球

　免疫系のスタープレイヤー・リンパ球は，"免疫現象"（細胞性免疫能）が研究される以前の1950年代頃はまだ機能がよくわからなかった．しかし，1960年代に入り，感染症などに対する複雑な免疫反応の機構が調べられるにつれて，リンパ球は主として生体の免疫反応に直接関与していることが明らかになってきた．今や免疫担当細胞と称して，"免疫現象"という演劇舞台で"ミクロの戦士"という主役をなしている．このような免疫の概念が生物学的に解明され始めたのは比較的最近のことである．

　生体の免疫の中枢とされている胸腺（thymus）で産生されるリンパ球群は，胸腺由来（thymus-derived）のTをとりT細胞とされ，一方，骨髄（bone marrow）で産生されるリンパ球群を骨髄由来（鳥類ではファブリシウス嚢）のBをとりB細胞とされ，二つの細胞群に分類された．免疫機能の細胞論的には，T細胞が移植免疫や遅延型アレルギー反応など細胞性免疫を，B細胞が抗体を作り抗原を攻撃する体液性免疫を司ると区分されている．

　20世紀後半に入ってから，ヒトの血液中のリンパ球を細胞分裂促進剤*とともに培養する

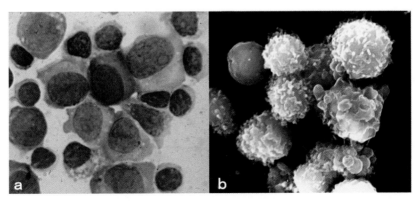

図9-1　ヒト培養リンパ球の芽珠化の光顕像(a)とSEM像(b)
末梢血よりリンパ球を分離し，リンパ球分裂促進剤(PHA)を加えて，37℃3日間培養により，大型の芽珠リンパ球が出現．

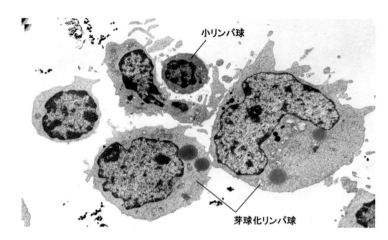

図9-2　培養リンパ球の芽球化の電顕像

とリンパ球は非特異的に反応して次第に肥大して，2〜3日後には細胞質の広い大型のリンパ芽球（芽球化リンパ球）といわれる細胞となり分裂することが明らかになった（**図9-1, 2**）[1]．それまでリンパ球は最終的に分化・成熟した血球であり，もうこれ以上分裂・増殖したりしないものと考えられていたので，当時としては驚く発見であった．この現象はリンパ球の芽球化（blastgenesis）あるいは幼若化（rejuvenasence）と呼ばれ，"血球の先祖還り"ということで，注目された．芽球化現象は，生体の局所における抗原刺激に対する特異的免疫反応として起こる現象と理解された．リンパ球は昔は"謎の血球"，今は"免疫劇場の主役"ということである．

> ＊**細胞分裂促進剤**：Phytohemagglutinin（PHA）．マメ科植物から抽出して得られた赤血球凝集作用を有する糖蛋白のこと．同時に，細胞活性化つまり細胞分裂促進作用もあるので，PHA添加リンパ球培養では分裂像が得られるので，染色体観察に用いられている．

> **コラム**
>
> **リンパ球の謎**
>
> 　一般に細胞の機能は，かつては細胞質内の小胞体（ER）やゴルジ装置などいわゆる細胞内小器官に注目されてきた．核に対する細胞質の占める割合（核細胞質比）は細胞の機能を推察する一つの指標であった．したがって，抗体を産生する広い細胞質を持つ形質細胞のような血球と異なり，細胞質の少ないリンパ球は分化しきった終末の細胞（end cells）であり，"謎の血球（mysterious blood cell）"といわれ，その機能は知られてなかった．小さいリンパ球の集まりは，まるで"核の堆積（nuclear heap）"と表現され，当時は核酸の再利用つまり栄養細胞（トレホサイト，trephocytes）とも呼ばれたこともあった．なお，現在のリンパ球という名称は，単に"リンパの中で最も多い細胞"といったことからそう呼ばれるようになったものである[2]．
>
> 　近年，免疫学の発展で，免疫劇場の主役がリンパ球（リンパ系細胞）であることは間違いなく，他に多くの免疫担当細胞（マクロファージ，樹状細胞他，多種の顆粒球など）がある．ただ，興味深いのは，"腸管はリンパ球の墓場"ともいわれるように，リンパ球は他の多くの細胞とともに，それら壊れた核成分は腸管から血液やリンパに吸収され，"免疫学的記憶"として，加えて種々の組織（胸腺・脾臓・骨髄など）の細胞構成要素として利用（核酸の再利用）されている可能性が推測される[3]．

2. リンパ球の分化・成熟の場

　胸腺（thymus）と呼ばれるリンパ・免疫系の中枢を成す器官は，心臓の前方（前縦隔）にある（図9-3）．何故中枢となるかといえば，後で述べるように免疫担当細胞のリンパ球を産生し教育するいわば「免疫学校」[4]のような役割をする臓器であるからである．

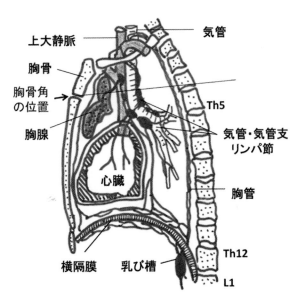

図9-3　胸腺の位置と胸管の走行（模式図）

胸腺の大きさ（重さ）は，新生児では約10g，生後2～3年で急成長し，思春期前では30～40gにも達する．しかし，おもしろいことに，その後，思春期から成人になると，胸腺は性ホルモンの影響を受けリンパ球はほとんど消滅し，全体が縮小（退縮）し結合組織に置き換わる．

上述のリンパ球集団・T細胞はどのようにして分化・成熟していくのか？ 免疫リンパ球の誕生は大変興味深い現象である．骨髄でつくられた未分化・未成熟なリンパ球が，血液に乗って一部胸腺に入る．胸腺というところは，そこにある特殊な細胞や液性因子の働きで，骨髄からきたこれらリンパ球を「教育」し，免疫担当能力をもつリンパ球へと分化・成熟させる．胸腺は未熟なリンパ球を成熟させるいわば教育現場つまり「免疫学校」なのである．

ではこの胸腺という「免疫学校」でどのような教育が行われているだろうか．その教育の様子は次のようである．

胸腺では骨髄にある前駆細胞が血液にのって胸腺被膜下に入る．まだ，この段階では，細胞に特徴的な表面分子のほとんどは発現していない．細胞は胸腺被膜直下の皮質から内層の髄質に向かい，間質細胞（ストローマ細胞）の相互作用によりT細胞特異的な表面分子の発現が起こる．リンパ球の成熟過程において，自己の主要組織適合抗原複合体（MHC）*に対して適当な親和性（結合力）をもつように育てられ，T細胞受容体（TCR : T cell receptor）を持つ細胞のみ選択され生かされ，大部分は死んでしまう（アポトーシス**）．

最終的には，特殊な細胞表面抗原（CD4もしくはCD8）を有する成熟リンパ球（T細胞亜集団）だけが卒業を許されて胸腺という学校から出ていく．なお，放射線照射により胸腺は急速に退縮し，その後時間と共に胸腺は回復するが，その際のリンパ球の再生においても，上記の正常リンパ球と同様な発生過程をたどるといわれている．

自己と非自己の認識および外来抗原の認識などの免疫応答の際，中心的な役割を担うのがT細胞（胸腺由来リンパ球）であり，胸腺内で分化・成熟した後，末梢へ移行した成熟T細胞は，血管やリンパ管を循環して，脾臓，リンパ節，パイエル板および扁桃など末梢リンパ組織に分布する．

> *__主要組織適合抗原複合体__：Major histocompatibility antigen complex（MHC）．臓器移植の際，受容者は提供者の臓器・細胞を異物（非自己）と認識し，免疫応答が働いて拒絶反応を起こすが，この時，重要な働きをする主要白血球抗原（Major human leukocyte antigen : HLA）のこと．
> **__アポトーシス__：apoptosis，発生の時期に応じておこる細胞の死に方の一種で，個体をよりよい状態に保つために積極的に引き起こされるプログラムされた細胞死のこと．外傷などで細胞が破壊され死に至る壊死（ネクローシス necrosis）とは異なる．

> **コラム**
>
> **免疫の主役「胸腺」**
>
> 　胸腺は英語 thymus，ドイツ語 Thymus という．昔からエーゲ海の島々ではタイム草 thymos (thyme) と呼ばれるシソ科の植物が生息していた．その名が意味するとおり，"薄れゆく意識をよみがえらせ，生命力を象徴する草"として珍重されていた．タイム草は高さ 10〜15cm で細い茎が地上から斜めに這い上がり，先端に薄紫白色の小さい花を付けるかれんな草で和名では"タチジャコウソウ"と呼ばれている．この草の葉や茎が強い香りを発するので昔から色々なことに使われてきた．
>
> 　たとえば，この草をたいて有害な昆虫を追っ払ったり，thymos という名前がギリシャ語で"心，勇気，生命力"を表わす言葉から"心気を昇進させる草"という意味から，このタイム草を浸した水を浴びて戦いに出かけたり，香草として料理に用いられたりしていた．わが国でも料理用のハーブスパイスとして，ローストビーフ，ブイヤベースなどに使われている．中世の解剖学者が始めて"胸腺"をみつけた時，その表面の凹凸の形がちょうど thymos 草の花芽に似ていたこと，また，食材として用いた"胸腺"の香りがタイム草の香りと似ていたことなどが，その名の由来と考えられている．

3. 胸腺の誕生

　T細胞を主役とする免疫劇場の舞台である胸腺は円口類のメクラウナギを除くすべての脊椎動物にみられる．しかし，突然変異で胸腺の無い動物で，T細胞がない場合では，免疫反応はどのようになるのであろうか？

　実験動物でよく用いられるマウスのなかで，毛のない特殊なマウスがいる．大人になっても毛が生えてこないので，皮膚はちょうど生まれてきたままの乳児にちかい状態である．これはヘヤーレスマウス (hair less mouse) とか，裸のマウス (naked, bared mouse) とか呼ばれている．このマウスでは，皮膚の下に毛根がないわけではなく，遺伝的な欠損でそのまま埋もれていて，生えてこないわけである．さらに，このように先天的に毛が生えないのと同時に胸腺もないマウスがおり，ヌードマウス (nude mouse) とおもしろい名前で呼ばれている．免疫系の中心的役割をなす胸腺がないので，もちろんT細胞もない．したがって，T細胞の役割である外から入って来る抗原の識別（自己と非自己の認識）する能力（免疫能）を欠いているので，感染に対して非常に弱く，雑菌の多い自然界では生きていけない．実験用に維持する為に，摂取する餌，水・空気から住むケージ（床敷）まですべて殺菌し，全くの無菌状態で飼育しなければならない．

　このヌードマウスはほかの組織（非自己）に対するT細胞による拒絶現象が起こらないので，どんな細胞・組織でも容易に受け入れる．したがって，T細胞の機能や移植免疫反応の機序を解析するのに極めて有用な実験動物である．たとえば，このマウスにヒトのがん細胞

を移植すると，移植された癌細胞を非自己であることを認識できないので拒否反応が起きず，がん細胞はマウスの体の中でそのまま増殖し続けて，やがてそのマウスは死んでしまう．ヒトでもT細胞の機能低下（胸腺低形成）やT細胞欠損（無胸腺症）が知られており，この疾患の個体はT細胞の機能である細胞性免疫能が低いため，ウイルスや細菌感染にかかりやすい．

4. 胸腺内のリンパ流

　胸腺には外から入るいわゆる輸入リンパ管はなく，輸出リンパ管のみであるので，両方のリンパ管のあるリンパ節と大きく異なる．しかし，胸腺においても他の臓器と同様に，リンパ管系は血管系とともに，リンパ球の循環路として重要な役割を果たしている．ヒトでは胸腺を出た輸出リンパ管は近くの気管・気管支リンパ節に入る．

　胸腺で成熟したリンパ球はどのような経路（血管・リンパ管）を経て胸腺から出て末梢のリンパ組織などに循環していくのであろうか．胸腺における輸出リンパ管はどこから起こるか，つまり胸腺内で起始リンパ管はどこかにあるか，リンパ微小循環系の構築についてはリンパ循環を考える上で重要であり，ここでは著者らの研究を中心に記す．

　胸腺内のリンパ管は一般に胸腺の表面を被う被膜（**図9-4**）やそれが中に入り込んで胸腺を小さな区画（小葉という）にわける小葉間結合組織（**図9-5**）にみられることはよく知られている．さらに，胸腺内で実質（皮質と髄質）に分布する血管周囲腔と連続した不規則な

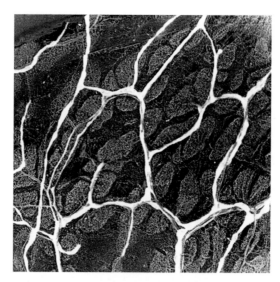

図9-4　胸腺被膜のリンパ管網
（組織全載標本, 組織化学SEM, highlight像）

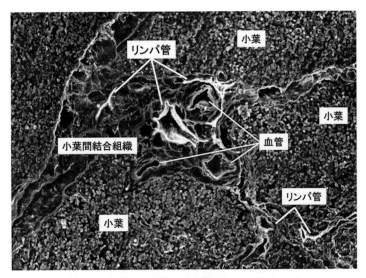

図9-5　胸腺の小葉間結合組織のリンパ管と血管
（組織ブロック，組織化学SEM像）

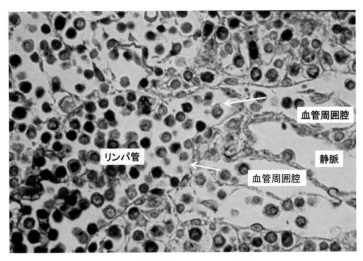

図9-6　胸腺組織内のリンパ構築
矢印は液の流れを示す．

管腔としてのリンパ管が観られる（**図9-6**），とくに急性退縮時の胸腺では，リンパ管を経由して著しいリンパ球の流出が認められている[5]．これまで動物による多くの胸腺摘出実験では，胸管内のリンパ球の流動が著しく低下することが観察されており，このことは，リンパ球が胸腺から循環系へ放出，とくに輸出リンパ管を経由して胸管に流れることが注目されている[6]．

5. 脾臓のリンパ構築

　脾臓は腹腔の左上隅で，横隔膜のすぐ下にあり，腹膜に包まれている．脾臓内には白血球の集合するリンパ性組織があり，それを白脾髄という．この領域は，血液中の異物や細菌など（抗原）を取り込み処理するとともに，生体防御のための抗体産生を行う場所である．

　一方，多量の血液を貯蔵し，通常血液量を調節している部位は赤みをおびているので赤脾髄と呼ばれている領域である．ヒトでは600～800 ml もの血液を放出できる．ネコやイヌでは体の割に脾臓が大きく，2～3倍もの血液を貯留できる．血液が絞り出されたときの状態は，肉質的でないので，外観から脾という字があてられたのであろう．脾臓は立派な造血器であると同時に，リンパ性器官として免疫機能に重要な役目を果たしている．なお，脾臓の脾の字は肉月に卑しいと画くが，決して卑しいものでも，怪しいものでもない．

　また，脾臓は，病的あるいは老化した赤血球を手際よく解体処理するいわばスクラップ屋として働いている．ここでは赤血球を破壊するだけでなく，赤血球と結びついて酸素を運ぶヘモグロビンの鉄や蛋白質などを再利用するため貯蔵し，骨髄での造血に役立てている．

　脾臓のリンパ管は脾臓を包む被膜や血管などが出入りする脾門に近い脾柱にあることは明らかであるが，脾臓実質内におけるリンパ管の存在については古くから議論の分かれるところであった．近年になり，脾臓実質の深部にリンパ管があることが明らかにされ，その発達・分布状況は，観察した動物種によって差異はあるものの，おおかた動脈の枝に沿ってみられるとされている（口絵12，図9-7）[7]．ヒトの脾臓では静脈に沿って走るリンパ管の存在も報告されており，そのリンパ管の末端（起始）は脾索の細網組織につながるとされている．

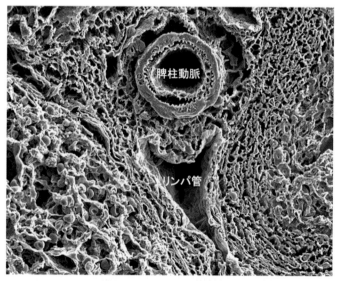

図9-7　マウス脾臓のリンパ管と脾柱動脈のSEM像
（東京女子医科大学　清水一彦・江崎太一先生提供）

6. 扁桃のリンパ流

　中空性臓器の粘膜には細菌・微生物など抗原の侵入に対して生体防御（粘膜免疫）のため，リンパ小節やリンパ浸潤組織やリンパ小節の集合（集合リンパ小節）があり，これを粘膜付属（関連）リンパ組織といい，消化管，呼吸器，泌尿生殖器などの粘膜下にみられる．これには，舌の奥（舌根という）に舌扁桃，口を大きく開けるとノドの入り口（口蓋）の左右にはアーモンドの形をした口蓋扁桃，そして上咽頭（解剖では咽頭鼻部という）に咽頭扁桃がある．これらの三つの扁桃は，口腔・咽頭・鼻腔の周りを要塞のようにぐるりと輪状に取り巻いるので，この輪の発見者にちなんで，「ワルダイエルリンパ咽頭輪」（**図9-8**）と呼ばれている．実は，江戸時代の蘭学者・医師の杉田玄白は，扁桃の形がアーモンドに似ていることから，扁桃を最初に「ハタンキョウ核」と呼んでいる（解体新書，1774年）．

　咽頭扁桃は口を開いただけではみえない．咽頭の上部の気道の線毛をもった粘膜上皮の下にリンパ組織としてあり，幼児（5〜6歳頃）では大きいが，その後次第に退縮し小さくなってしまう．風邪のはやる季節になると，"扁桃腺が腫れて，のどが痛いです"と訴えて，耳鼻咽喉科を訪れる患者さんが多い．咽頭扁桃が腫れて大きくなるとノドの気道が狭められ鼻がつまったり，耳と鼻をつなぐ耳管がつまり，中耳炎を起し易い．このように咽頭扁桃が肥大した状態を「アデノイド（腺様増殖）」という．鼻での呼吸が不便で，口で呼吸するとおのずと呼吸数が増え，体に必要以上の負担がかかる．この場合，夜寝ているときに一時的に呼吸が止まり，しばらくしてから大きな呼吸が生じるいわゆる睡眠時無呼吸症候群となるこ

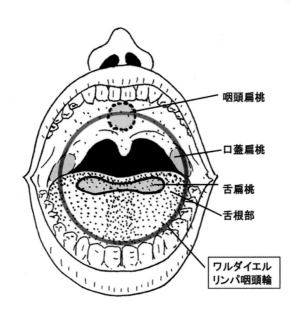

図9-8　口腔・咽頭領域の三つの扁桃
（咽頭扁桃・口蓋扁桃・舌扁桃）が輪状に位置している．

ともある．一般に扁桃腺と呼ばれているこれらの器官は，からだに多くある種々の分泌腺と比べてその組織構成が違うことや，分泌機能はないことなどから「腺」とよばれる由縁はなく，正式な医学（解剖学）用語では腺を除いて「扁桃（tonsil）」とのみ呼ばれている．

　扁桃がリンパ節と異なる点は，上皮との関係が蜜であり，はっきりした被膜や梁柱などの結合組織支柱を持たず，輸入リンパ管もないことである．この点では後で述べる他の消化管関連リンパ組織，パイエル板や虫垂などと同じである．抗原刺激によりここでつくられたリンパ球は上皮を通り抜けて口腔や咽頭へ出たり，粘膜内の毛細リンパ管へ入り頚部のリンパ管へ送られる．扁桃の上皮下域にはリンパ管は無いが，リンパ管は上皮下やや離れた濾胞間で管状に起こり，間隙を下り周囲の結合組織の太いリンパ管へ流れる[8]．

7. パイエル板のリンパ流

　小腸の粘膜にもところどころリンパ球が集って孤立リンパ小節（リンパ濾胞）をつくる．これらが多数集まり集団をなすものを集合リンパ小節という．それらは漿膜側からみると，細網組織で包まれ小判状に膨らんでまるでパッチワークのように発達しているので，パイエル板（Peyer's patch）と呼ばれている．パイエル板は回腸に多く，長径1〜4cm程度で粘膜の表面は絨毛を欠き特有なドーム状を呈している．リンパ管はドームの周辺の絨毛域（中心リンパ管）とリンパ濾胞間にみられ，それらは濾胞上部でリンパ管網を形成し，リンパ濾胞を取り巻くリンパ洞へと流れる．濾胞全体は完全にリンパ洞に取り巻かれているわけではなく，濾胞底部は部分的に広いリンパ洞でおおわれている[9]これらのリンパ濾胞（リンパ小節）は腸の内腔から侵入する生体に異物となる物質（抗原）に対する防衛反応として生じる抗体産生の場として，腸管粘膜免疫に重要な働きをしている．

　また，マウス腸管粘膜で粘膜固有層の陰窩（crypt）分布する1,000〜1,500個の未分化なリンパ球集団を，クリプトパッチ（cryptopatch）と命名され，腸間リンパ球の分化の場と考えられている[10]．

> **コラム**
>
> ### 免疫と関係する亜鉛 (Zn)
>
> 　人体と関係の深い金属はいろいろある．よく知られているものに，人体の骨格を作るカルシウム (Ca) や虫歯を予防するフッ素 (Fe)，人体とは相性の悪いカドミウム (Cd) などがある．生体の代謝と酵素の活性維持に重要な働きをしているのが亜鉛 (Zn) である．亜鉛と免疫との密接な関係を示すものとして，重篤な皮膚感染症（腸性肢端皮膚炎 Acrodermatitis Enteropathica）で，血中の亜鉛濃度が著しく減少していることがあげられる．たとえば，亜鉛欠乏マウスでは，T 細胞，B 細胞，NK 細胞など免疫系細胞の機能不全とそれに続く外来抗原への感染性が高まり，逆に亜鉛濃度が高まると神経障害を起こす．最近は，亜鉛と細胞内信号伝達系との関連が注目され，細胞内の新しいセカンドメッセンジャーの可能性が検討されている．

8. 虫垂のリンパ流

　虫垂は回腸部より下方の盲腸の後内側面に巣着するリンパ組織を含む筋性の突起状の管状器官である．虫のように垂れ下がっている状態から，古くは虫様突起（ラテン語 Appendix vermiformis）と呼ばれ，退化性の有害無益な器官と考えられていた．現在の解剖学用語は虫垂（appendix：付属物）のみであり，近年ではリンパ性器官としての免疫学的意義が見直されてきている．体表よりみると，虫垂の基部は前腹壁の右腸骨部において，ちょうど右上前腸骨棘と臍とを結ぶ線分の下と中 1/3 の境界部（マックバーネー点）に位置している．虫垂は虫垂間膜と呼ばれる腸間膜で被われているので，引っ張られてその先端の位置は変わる．しかし，虫垂の位置は，盲腸の結腸ヒモが虫垂基部まで続いているので，そのヒモをたどれば探し出すことができる．古くから，左下腹部の激痛を俗に"盲腸"（あるいは盲腸炎）と呼ばれてきたが，近年では，虫垂の炎症として，「虫垂炎」としてよく理解されている．虫垂炎の炎症はしばしば虫垂の基部の盲腸まで波及するので，盲腸炎と呼ばれたわけである．正真正銘の盲腸の病気は，いわゆる移動性盲腸と盲腸部位の大腸がんぐらいである．感染症などでリンパ節が大きく肥大している時は腫瘤が，軽度の時は結節として触れる．

　虫垂の特色はよく発達した集合リンパ組織にあり，組織の構成上，舌や咽頭にある舌扁桃や咽頭扁桃と似ているので，"腸の扁桃"とみなされている．虫垂のリンパ管は，基本的にはパイエル板と類似しているが，粘膜から起こったリンパ管は直線的に下層に下り，リンパ濾胞の上部のリンパ管網に入り，濾胞周囲リンパ洞へつながる[11]．

参考文献

1) Kato S : A studies on inhibition of human lymphocyte blastogenesis by hydrocortisone in vitro（学位論文）Bull. Yamaguchi Med Sch 24 : 1-24, 1977.
2) Dameshek W : Chronic lymphatic leukemia- an accumulative disease of immunologically incompetent lymphocytes. Blood 29(Suppl) : 566-584, 1967.
3) Kotani M, et al : Reutilization of DNA breakdown products from lymphocytes in lumen of intestine. Blood 29(Supple) : 616-627, 1967.
4) 加藤征治，三浦真弘：おもしろ解剖学読本（改訂4版）．金芳堂，2004.
5) Kato S : Intralobular lymphatic vessels and their relationship to blood vessels in the mouse thymus. Cell tissue Res 253 : 181-187, 1988.
6) Kotani M, et al : The passage of thymic lymphocytes to the circulation in the rat. Okajimas Folia Anat Jpn 43 : 61-71, 1967.
7) Shimizu K, et al : Local lymphogeneic migration pathway in normal mouse spleen. Cell Tissue Res 338 : 423-443, 2009.
8) Fujisaka M, et al : Distribution of lymphatics in human palatine tonsils: a study by enzyme-histochemistry and scanning electron microscopy of lymphatic corrosion casts. Arch Histol Cytol 5983 : 273-280, 1996.
9) Ohtani O, Murakami T : Organization of the lymphatic vessels and their relationships to blood vessels in rabbit Peyer's patches. Arch Histol Cytol 53(Suppl) : 155-164, 1990.
10) Kanamori Y, et al : Identification of novel lymphoid tissues in murine intestinal mucosa where clusters of c-kit+IL-7R+lymphoid-hemopoietic progenitors develop. J Exp Med 184 : 1449-1450, 1996.
11) Ohtani O, et al : Three-dimensional organization of the lymphatics in their rabbit appendix. A scanning electron and light microscopic study. Gastroenterology 91 : 947-955, 1986.

10章　リンパ流とリンパ節

1. リンパ節の名称

　免疫系を司るリンパ組織には被膜で包まれて独立した器官（胸腺・脾臓・リンパ節）と，被膜で被われず粘膜下にあって「粘膜免疫」を担う粘膜関連リンパ組織とがある．前者の器官のうち，胸腺と脾臓については9章で，リンパ球の産生と免疫反応の場として述べた．本章ではリンパ流の関所として「免疫戦場」[1]でもあるリンパ節について，リンパの流れを中心に述べる．

　リンパ節は，一般に慣習として，首・顎の下や腋の下にぐりぐりができたとき，"リンパ腺が腫れた"（正しくはリンパ節炎*）と呼ばれることが多い．その呼び名（「国際解剖学用語」）は，ラテン語でNodes lymphaticusであり，英語でlymph nodesである．しかし，古くはドイツ語でLymphdrusenまたはLymphograndulae（1895年）という名が用いられたため，その日本語訳として"リンパ腺"と呼ばれるようになったのである[2]．

　リンパ節は唾液腺とか甲状腺のように，消化液やホルモンを分泌する器官ではない．また，発生学的にも，外胚葉や内胚葉など上皮性由来ではなく，間葉性由来なので，正しくは「リンパ節」と呼ばれるべきものなのである．

　リンパ節の第1の働きは，毛細リンパ管網から集合して太いリンパ管（集合リンパ管）で排導されるリンパの流れをせき止めて，リンパを濾過することである．リンパ節の形はやや扁平なソラマメ状で，その大きさは直径約0.3 mmと小さいものから大きい3 cmぐらいのもあり，からだの部位により数もさまざまである．脂肪組織に埋まり鎖のように連なり，人体で平均650個，特に胃・腸など消化器周辺には約200個と多く分布している．また，リンパ節内でリンパ球が小さな結節状に集合した部分をリンパ小節（lymph nodule）といい，その中央が免疫反応域として明るい部分（胚中心**）を有するものを二次小節（secondary nodule）またはリンパ濾胞（lymphoid follicle）と呼ぶ．

　気道や消化管壁の粘膜上皮下には多数のリンパ小節が集合していわゆる集合リンパ小節を形成している．なお，「粘膜免疫」を司る扁桃やパイエル板などが集合リンパ小節に相当するものであることは9章で説明したとおりである．

> *リンパ節炎：生体の防衛機構の一つであるリンパ節に細菌や毒素が取り込まれ，それに対する防衛反応として，強い局所的な腫脹や疼痛を伴う炎症．
> **胚中心：大型のリンパ球や分裂像もみられ，細胞増殖が活発なリンパ小節の部位．

2. リンパ節の発生とリンパの流れ

　リンパ管の内皮細胞間隙の発達は，組織液の吸収・放出によるリンパ管内の蛋白質や細胞を処理する能力を高めるが，それに伴い血管系の負荷がかかるので，リンパ系でのリンパ節の形成集積回路が必要とされる．驚くことに，ろ過装置として原始的なリンパ節が最初に出現するのは，系統発生上，哺乳類になってからである．その前の鳥類（アヒル，ガチョウ）では原始的で小さいリンパ節が胸管に介在し，頸部（頸胸節）に1対，腰部（腰節）に1対存在するだけである．爬虫類や両生類には勿論リンパ節はない．これらの動物ではリンパ管壁に簡単な内皮下リンパ浸潤の形でリンパ球の集積が見られる程度である[3]．

　リンパ節の構造は一言でいえば被膜とそれが入り込んだ梁柱の骨組と細網線維の網に免疫担当細胞（主にリンパ球）があり，物質の濾過，免疫反応の場である．

　図 10-1a はリンパ節の初期の発生の模式図である．リンパ節は細網細胞と細網線維さらに脂肪細胞からなる細網組織にある血管（静脈）からのリンパ球の漏出によって形成され，やがて被膜により囲まれたリンパ節の実質とリンパ管・リンパ流路が明確になる（**図 10-1b**）．

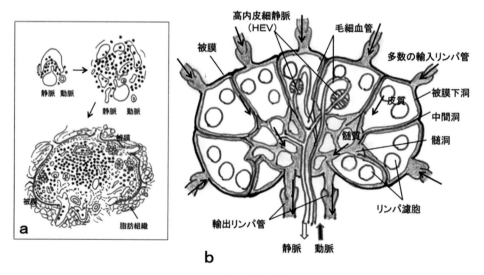

図10-1 リンパ節の構築（模式図）
a：リンパ節の発生過程．b：生体のリンパ節．細い矢印はリンパの流れを示す．

これらリンパ節の発生過程から考えて，リンパ節が通常体の屈曲部（腋窩，鼠径，膝窩など）の脂肪組織の中に埋もれてあることはよく理解できる．リンパ節が脂肪組織に埋もれているので，正常状態ではリンパ節を触診することは難しく，感染時の炎症で肥大して初めて触知可能となる．普段から脂肪組織中に埋もれていることで，免疫応答の自由度を残しているのかもしれない[4]．

　リンパ節の表層は，密な膠原線維と平滑筋から成る被膜でよって囲まれている（**図10-2**）．被膜の膠原線維と平滑筋の発達は，動物により差が大きい．ウシやヒツジなど反芻動物では，リンパ節やリンパ管壁に膠原線維や平滑筋がたいへんよく発達しており，筋型リンパ管とも呼ばれている．被膜を貫いてリンパを導入する多数の輸入リンパ管が入る．輸入リンパ管からリンパ節へ流入したリンパは，リンパ管の拡がったリンパ洞（被膜下洞 → 中間洞 → 髄洞の順）を通って門*と呼ばれる部位からリンパを導出する数本の輸出リンパ管を経て出ていく（**図10-1b**）．輸入リンパ管に続く被膜下洞（辺縁洞）を裏打ちする層は，リンパ管内皮細胞の連続であり，洞の被膜側と洞の「床」となる皮質側から成る（**図10-2c**）．ただし，興味深いのは，洞の両側の内皮の構成は少し異なるようである（**図10-2b**）．皮質側の「床」

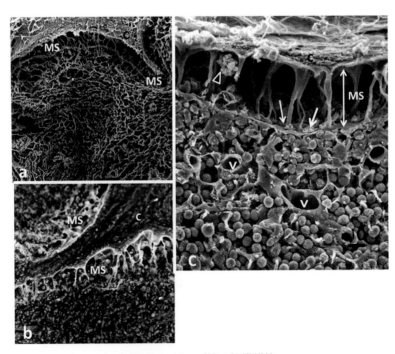

図10-2　リンパ節の組織構築
a：リンパ球などの細胞を除いた線維構築のSEM象．
b：被膜下洞（辺縁洞MS）の5′-Nase組織化学SEM像．
c：被膜下洞（辺縁洞MS）の走査電顕像（ラットリンパ節），洞のマクロファージ（矢頭），ベール細胞（矢印）．C：被膜，V：実質内の血管

（図10-2C　新潟大学医学部　牛木辰男先生提供）

の内皮細胞は洞に流入してくる物質,細胞の一種のバリアとなっているが,活性化T細胞や樹状細胞は選択的に実質側へ通過させるようである[5].被膜の膠原線維と平滑筋は,リンパを送り出すのに重要な働きをしている.輸入リンパ管が運ぶリンパはリンパ節内ではある限られた領域を灌流するという[6].近年の走査電顕(SEM)による研究では,リンパ節内髄質には特異なリンパ灌流領域(リンパ迷路)[7]があることが報告されている.

> *門:hilus そら豆状したリンパ節の凹んだところで,血管やリンパ管が出入する部位.

3. リンパの濾過と蛋白調節

輸出リンパ管は輸入リンパ管に比べて,一般に数は少ないが太く弁も多い.また,リンパ節の門では同時に動・静脈も出入りしており,リンパ節内の血液循環はたいへん特徴がある.門から入った動脈は毛細血管網を経て静脈へと移行して門から出ていく.その静脈には背の高い内皮細胞をもつ高内皮細静脈(High endothelial venule:HEV)と呼ばれる特殊な細静脈がある(**図10-3**).特殊とされる理由は,毛細血管(網)の後に続く細静脈という血管系の構成で,以前は後毛細血管細静脈(Post capillary venule:PCV)と呼ばれ,名前の如く背の高い内皮細胞を有し,この部から血液中のリンパ球が管壁を通過して髄質のリンパ洞を経て輸出リンパ管へ出ることである(**図10-4**).血管内のリンパ球は,このHEV内皮細胞上を回転(ローリング)しながら,減速し内皮細胞表面に接着した後,内皮細胞層を通過・漏出して組織実質に移行するとされている.

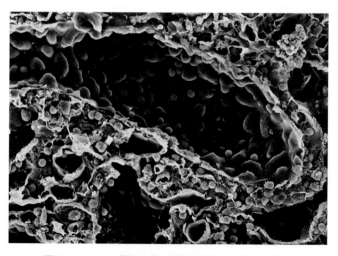

図10-3　リンパ節の高内皮細静脈(HEVのSEM像)

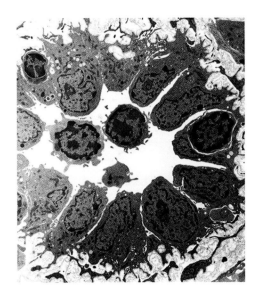

図10-4　リンパ節の高内皮細静脈（HEVのTEM像）

　なお，特殊な細静脈であるHEVの内皮細胞はなぜ背が高いか不明であるが，HEVはリンパ節以外，パイエル板や扁桃などのリンパ組織にもある．胸腺ではPCVは存在するがその血管内皮は背が低く通常の細静脈と類似している[8]．しかし，放射線照射後，胸腺組織が恢復する時には，静脈内皮細胞は丈が高く立方形となり，リンパ球はそこを通って胸腺内へ入るという[9]．

　リンパ球がHEV内皮細胞層を通りリンパ節組織に出る際，その通り抜ける経路として，細胞間隙を通りぬける（paracellular transmigration）のか，細胞体内を通りぬける（transcellular migration）のか，古くから形態学者の間で論争されてきた．現在のところ両方の経路が考えられ，もっぱら内皮細胞とリンパ球の接着・相互作用機構に興味が注がれている．最近の研究では，HEV内皮細胞に特異的に発現する分子（オウトタキシン autotaxin）の存在が明らかになり，リンパ球のHEVへの接着および管壁通過（血管外移動）を促進するという報告もみられる[10]．

　HEVではもう一つの働きとして，水分の吸収がある．HEVにはリンパ管と同様に水代謝に関わるアクアポリン-1の発現がみられ，水分の吸収により，リンパの中の蛋白アルブミン量の調節も行っている．もし，輸入リンパ管中のリンパの蛋白濃度が上がると，低蛋白液がリンパ節の血管リンパ関門を経て濾過され，リンパは希釈される．逆に，輸入リンパ管中，蛋白濃度が下がると，リンパから水成分が吸収され，蛋白濃度が上がる．リンパ液中の蛋白アルブミン濃度の増加は免疫機能の亢進へも関係していることが考えられる．

　また，この機構は蛋白濃度を調節するのみならず輸出リンパ容量にも影響する．リンパが

希釈されると輸出リンパ量は増し，リンパが吸収されると，輸出リンパ量は減少する．血管リンパ関門の両側で流体力学圧と浸透圧が同じであれば，輸入リンパ量と輸出リンパ量は等しいことになる．興味深いことは，輸入リンパ管と輸出リンパ管の両者で，リンパ量とその中に含まれる細胞成分（リンパ球数）が異なることである．

> ### コラム
>
> #### リンパ球の再循環
>
> 　リンパ球はリンパ系と血管系の間を繰り返し移動し臓器を循環しており，これはリンパ球にだけみられる再循環現象である（図10-5）．この現象は病原体などの異物の侵入に対する防御・免疫反応を全身で可能にし，生体の恒常性の維持に重要な役割を果たしている．リンパ球の生体内の動態は，あたかも渡り鳥のように，特定の経路を経て臓器・組織間を移動する．リンパ球のこのような生体内移動を渡り鳥の帰巣現象になぞらえて，「リンパ球ホーミング」と呼ばれている．
>
> 　胸腺で産生されてリンパ球が血管を経て（血行性に）リンパ節やパイエル板などいわゆる二次リンパ組織に移行し，当該組織の輸出リンパ管から胸管を経て再び血管系に戻る．血行性に組織に入ったリンパ球はどこでどのようにしてリンパ系に入るのか？　それが大変重要なことで，リンパ節内ではそれほど多くのリンパ球が分裂・増殖するわけではないので，輸入リンパ管より輸出リンパ管の中のリンパ球の数が50〜100倍も多いことから推察して，高内皮細静脈（HEV）から髄質・リンパ洞へ漏出することが明らかとなった．なお，HEVから漏出するリンパ球の髄質内の灌流（流動）経路については，文献6，7を参考にされたい．
>
>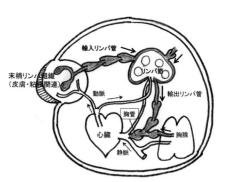
>
> 図10-5　リンパ（灰色）と血液の循環
> （矢印は液の流れの方向を示す）

4. リンパ節の免疫反応

　体内に細菌や異物などの抗原が入ってくると，まずマクロファージ（大食細胞）がそれらを取り込み，その情報がリンパ球に伝えられる．細胞に取り込まれた抗原あるいは抗原そのものはリンパ管中のリンパに乗って近くのリンパ節に運ばれ，リンパ節内で免疫戦争（抗原−抗体反応）が起こり，特異的な抗体（蛋白質）が産生される．リンパ節が腫れるのはこのためで，リンパ節はまさに免疫戦場なのである．異物としてがん細胞もリンパ管に入りリンパ経路に沿って流れ，途中リンパ節に流着し，そこからまた流出・転移する（がんのリンパ節転移）．

　たとえば，胸腔や腹腔のがん細胞がリンパ管に入って，頸部で胸管付近の介在リンパ節に流着・転移し結節を形成することがある．これを発見者の名を冠して，「ウイルヒョウ

(Virchow）リンパ節転移」*と呼ばれている．また，近年，がんのリンパ節転移に関連して，がん組織のあるところから直接リンパ流れを受けるセンチネルリンパ節（sentinel node：SN）と癌の外科的治療・リンパ節切除（郭清）が医療現場でホットな話題となっている（14章　がんとリンパ系）．

> ＊ウイルヒョウ Virchow リンパ節転移：ウイルヒョウ Virchow が発見した頚部で胸管終末部のところで，胸管のすぐ傍にあって，胸管と細いリンパ管と連なっているリンパ節．日本人では約30％程度しか存在しない．

コラム

人工リンパ節

リンパ節は体の各部に分布し，免疫担当細胞であるリンパ球が抗原提示細胞からの抗原情報を受け取り，抗原特異的な獲得免疫を起こし，生体防御する重要な組織である．つまり免疫記憶の形成と二次免疫反応の場（"免疫戦場"，「おもしろ解剖学読本」加藤・三浦）の中心であり，その三次元的構築は複雑かつ巧妙である．このような機能を有する組織（装置）を人工的に作製したのが，「人工リンパ節」[11]である．

人工リンパ節は，リンパ節形成を誘導するストローマ細胞と支持体となるコラーゲンスポンジをマウスの腎臓被膜下に移植して作製する．作製した人工リンパ節は，T細胞・B細胞領域，濾胞構造など，リンパ節の機能的構造が保たれ，抗原刺激に対して胚中心が形成され，活発に増殖するB細胞が存在し，抗原刺激による抗体産生細胞（形質細胞）が出現することである．その免疫効果を知るには，できた人工リンパ節を免疫能力のないマウスや癌を持つマウスに移植して，免疫能力の回復，癌の消失を確認することである．

近年，このような人工リンパ節技術を利用して，抗原特異的な抗体産生細胞を飛躍的に増幅させ，希少な抗体の取得効率を高め，モノクローナル抗体の作製に応用されてきている．

参考文献

1) 加藤征治，三浦真弘：おもしろ解剖学読本（改訂4版）．金芳堂，2004.
2) 吉岡修一郎，粟屋和彦：解剖学用語とその解説．医学書院，1969.
3) Kotani M：Lymphoid tissue in the lizard. Okajimas Fokia Anat Jpn 36：405-415, 1961.
4) 江崎太一：リンパ学に残された謎をめぐって－リンパと脂肪との関わり－．リンパ学 37：4-9, 2014.
5) 宮坂昌之，他：免疫細胞の動態制御とストローマ細胞．リンパ学 36：103-106, 2013.
6) 堀井五雄：淋巴節の構造．血液学討議会議報告 6：45, 1954.
7) He Y：Scanning electron microscope studies of the rat mesenteric lymph node with special reference to high-endothelial venules and hitherto unknown lymphatic labyrinth. Arch Histol Jpn 48：1-15, 1985.
8) Kato S, Schoefl GI：Microvasculature of normal and involuted mouse thymus. Light- and electron-microscopic study. Acta Anat 135：1-11, 1989.
9) 小谷正彦：リンパ管の7不思議．リンパ学 35：66-80, 2012.
10) 宮坂昌之，他：リンパ球の動態を制御する分子機構．リンパ学 31：45, 2009.
11) 渡邊　武：免疫組織の人工的構築－人工リンパ節構築の試み．生化学 84：209-215, 2012.

11章 リンパ流の停滞〜リンパ浮腫

1. "むくみ"と"はれ"の違い

　日常生活でみると，ある朝起きてよく顔が膨らんでいることがあり，特に女性にとって美容の観点から嫌なものである．また，イスに長く座りっぱなしで，ときに靴を脱いでいるときなどでは，ふくらはぎや足が膨らんだりして，あとで靴が履きにくくなる．ベッドに寝たままの姿勢を長くとり続けたり，心臓・血管系の病気を患っていたりすると，やはり体がむくむ（膨らむ）．地球上の人は，重力のため心臓より下にある静脈の血液は上体へ戻りにくくなり，どんどん足に溜まりやすくなる．この現象はリンパも同様である．たとえば，宇宙での無重力状態では，上から下へと物が落下し，液が流れを落ちることはないので，顔の中でも，おでこや鼻や頬などは硬い部分より，鼻と頬の間とか首にかかる領域の脂肪などが多い柔らかい部分に膨らみすなわち"むくみ"が生じる．

　血管から組織へ漏れた血液の成分は，組織に溜まると余分な組織液となり，その組織液は静脈やリンパ管で吸収・排導され，再び血液に戻る．しかし，その処理能力には限りがあり，何らかの原因でリンパ管への組織液の吸収やリンパの輸送が低下し，体内の水分や老廃物などがスムースに回収されないまま皮下・臓器の組織間隙（interstitial space）に溜まってしまった状態が"むくみ"の正体である．"むくみ"の正式な医学用語は「浮腫」（エデーマ edema）である．

　一方，からだのある部分の体積が正常より大きくなった状態を"はれ"という．"はれ"は，細菌感染や打撲・外傷（切傷・熱傷）による皮下出血，捻挫，骨折やリウマチなどの関節の炎症やアレルギー反応などで起こる．

　体の水系を住宅地の上・下水道にたとえると，上水道に水漏れが生じ住宅地に水が広がると，余分な水は下水道に排導されて，住宅地の水没は免れ人々の生活は守られる．ここで誤解のないように説明を加えると，けっして血管系がきれいな上水道で，リンパ管系が汚い下水道というわけではない．リンパはその名前が示すとおり"清らかな水"のようなものである（1章2項）．リンパ管は余分な水を吸収し排導するという機能からみて，下水道のような役目をしているといえるわけである．

リンパ管は健常であれば，常に細胞・組織の余分な水分を回収する．リンパ管の働きが悪くなれば，それらを回収しきれなくなり，組織間隙に組織液がどんどん溜った状態となる．これが「リンパ浮腫」(lymphedema) である．しかし，リンパはそう簡単には一杯にならず，組織液の排導路としてのリンパ管系が機能していれば，通常の水分量の20倍もの水が溜まり込んだとしても，処理する能力を備えているので，何の問題もない．たとえば，塩辛いものを食べたり，大汗をかいて多量の水を飲んでからだの水分量が急に増えて血液の濃度が少し薄まったとしても，腎臓での排尿作用が促進されるので，すぐにむくみが起こることはない．

2．むくみ（浮腫）の原因

さまざまな疾患による血行障害や組織全体の代謝低下，またはがんの手術に伴うリンパ節の切除などの影響で，付近にあるリンパ管の管壁を構成する平滑筋細胞や内皮細胞の物質代謝の低下による細胞変性が起こる．その結果，リンパ管の収縮力の低下が起こり，リンパの流れが悪くなり，リンパ管の炎症（リンパ管炎）が起きて，管腔の閉鎖が起き浮腫が悪化する．このようにリンパの流れが低下すると同時に，リンパの中の抗体や免疫担当細胞であるリンパ球の供給が滞り，免疫力が低下する．その結果，細菌感染やアレルギー反応などが起きやすくなり，蜂窩織炎*（**図11-1**）という特異的な感染症を併発する．

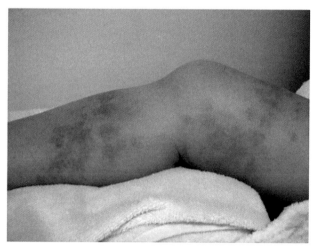

図11-1　下肢の蜂窩織炎症
（後藤学園付属リンパ浮腫研究所　佐藤佳代子先生提供）

リンパ浮腫の定義に関しては，ドイツの臨床リンパ学者であるフェルデイら[1]は「リンパの輸送障害に，組織間隙にある物質の細胞性タンパク質の処理能力不全が加わって高タンパク性間質液が貯留した結果起きる臓器や組織の腫張」としている．もう少しやさしく説明すれば，「組織間隙に生理的な代償能力を越えて過剰な組織液が貯留した状態」と定義される．生体の環境障害によって生じる炎症，虚血，梗塞，腫瘍などの疾患は全て組織間隙（内部環境）に最初の異常が出現する．臨床的には，「リンパ管の発育不全であったり，がんの手術などでリンパ節の切除をした場合などで，リンパの流れが悪くなり，運び去られるべき組織液が組織に溜まると，白血球などの活性が弱まって，細胞間隙にあるタンパク性物質や細菌などを処理する能力が低下してタンパク性浮腫が起こる」ということである．国内のリンパ浮腫療法士認定機構の指針では「リンパを集めて血液循環に戻すリンパ輸送システム（リンパ管とリンパ節）の機能不全によって間質腔にリンパが貯留した状態」[2]とあり，ひとことでいうと「リンパ流の阻害と排出減少のために生じた浮腫」といえる．リンパ浮腫では，組織に水分を貯留させるだけでなく，時間が経つと次第に結合組織や脂肪組織を増殖させる．リンパ浮腫はリンパ管の機能不全とリンパ液貯留により，四肢の肥大と機能障害，蜂窩織炎を繰り返したりリンパ漏**を生じ，患者のQOL（quality of life，生活の質）を著しく低下させる疾患である．

　ではどうして体の部位に組織液が溜まり，むくみ（浮腫）が起こるのか？　このことを検討する前に，まず組織液の溜まる組織間隙の微小環境を知る必要があろう．組織では細胞間を膠原線維や弾性線維が交叉し骨組を形成され，その間の空間は種々の細胞群とゾル・ゲル懸濁状態の成分が充満している．ゾル成分（自由水）は水溶性低分子物質（ブドウ糖，電解質，老廃物など）の拡散空間として働いている．組織間隙に貯留した自由水はゲル内に取り込まれるが，さらに余剰分は毛細リンパ管に流出・吸収され，生理的代謝機能を示す．しかし，さらに余剰の水分が貯留すると次第に浮腫となるのである．通常では常に組織液は秒から分の早い時間で迅速な水分供給と回収がなされている．この微小環境での水分回収系は"極めて迅速"であることが重要で，細静脈の内皮細胞間隙には広い口径の孔（約400Å程度）があり，アルブミンなど高分子水溶性物質の移動を担っている．ちなみに，血中のアルブミンの70～80％は約24時間程度かけて細静脈から漏出してリンパ管系を介して生体内をゆっくり巡り，自然免疫の生体防御に働いている．

　健康で浮腫のない皮下組織（組織間隙）は毛糸編みのセーターのようなもので，少しの伸ばされても元に戻る．しかし，むくみ（浮腫）が生じた組織間隙（編目の間）に液がたっぷり溜まりそれが長い間続くと，皮下組織内の弾性線維は使い古しのセーターのように伸びきって元に戻れない状態になってしまい，所々はほころびてしまう．そのため元々は区分されていた皮下組織の間隙は拡がってお互いに繋がってしまい，水分が自由にゆききできるようになってしまう．このような状態のところへ蜂窩織炎のように熱が加わると，むくみの液

は急激に増え薄まるため流動性が増し，この時立っていると液は足の方へ落ちていく．その後炎症が治っても，むくみの液は固まり（組織の線維化），徐々に症状は悪化することになる．

　長イスに座りぱなしなど長時間同じ体位によってリンパの流れが滞り，リンパ浮腫が生じることは上述した．このことに関しては，よく知られているように海外旅行などの長時間飛行でのエコノミー症候群（ロングフライト血栓症）がある．これは勿論エコノミークラスに限ったことではなく，当然ファーストクラスでも起きる症状である．エコノミークラスでは，座席のスペースが比較的狭く，姿勢を変えたり足を動かしたりが少し難いことが原因で起こりやすいという理由で命名されたものである．これは名前が適当でないので，最近では医学的にいう静脈血栓塞栓症が一般にも用いられ，肺血栓塞栓症と深部静脈血栓症を併せた疾患の概念である（**表11-1**）．飛行機の上空での機内の気圧は1気圧の地上の気圧よりかなり低い（1万メートル上空で0.85気圧）ので，皮膚の下にある管壁の薄い静脈やリンパ管が引っ張られフウセンのような状態となり，血液やリンパの流れが悪くなってくる．乗っている時より，飛行機が着陸して，長い間着席の姿勢から立ち上がり歩き始めた時，筋ポンプ作用によって，下半身の静脈の血液が急に流れ始めたとき起こりやすい．つまり，その際に血管内に血栓があると，それがポーンと肺などに跳んで血管に詰まり，いわゆる肺栓塞を引き起こし，ひどい場合には死に至ることになる．

表11-1　リンパ浮腫と深部静脈血栓症との鑑別

	リンパ浮腫	深部静脈血栓症
発　症	緩徐	急激
部　位	片側が多いが両側に発症することもある．	大部分片側性
皮膚色調	表在静脈の消失 著明な変化は少ない．	急性期は赤紫色の変化 （立位で変化）
疼　痛	痛みは少ない．	疼痛・圧痛を伴いやすい．
合併症	蜂織炎，皮膚角化，象皮化，リンパ漏など．	二次性静脈瘤，皮膚潰瘍うっ血性皮膚炎など．

（医療法人リムズ徳島クリニック院長　小川佳宏先生提供）

防止策としては，水分補給とできるだけ頻繁に姿勢をかえ，時には軽いマッサージなどをし，要は，血液やリンパの流れを停滞させないようにすることが大切なのである．リンパの流れを正常に保つためには，足を心臓よりも少し高くして休むと足のむくみは自然と取れる．足が疲れた時に，足を高くして寝ると気持ちがいいのは，足のリンパの流れが重力により自然と上体の方向へと流れがよくなっているからである．震災で家を失った被災者達が，車や狭い仮設の部屋で膝を曲げるような窮屈な生活を強いられる状況で，その姿勢が下半身の静脈の流れを悪くし，エコノミークラス症候群と同じ症状に陥りやすいので，注意が必要である．

　なお，浮腫の原因として，明らかに心不全，腎不全，肝障害，内分泌疾患など病気によるものがあり，これらを全身性浮腫としてリンパ浮腫と区別している（**表11-2**）．また，局所性浮腫として，火傷などの水疱や外傷による皮膚の化膿前の状態から，静脈性・アレルギー性のものもある．

表11-2　リンパ浮腫と全身性浮腫との鑑別

	リンパ浮腫	心不全・腎不全・肝障害など
部　位	下肢は片側性or左右差のある両側性． 上肢は片側性が多い．	多くは両側性（両下肢） 腹水・胸水を伴うこともある． ときに上肢や顔面にも浮腫
触　診	初期は柔らかい 進行すると圧痕の残らない硬い浮腫	圧痕の残る柔らかい浮腫 緊満感著明な薄い皮膚
薬剤効果	利尿剤の効果は少なく特効薬はない．	利尿剤が効果的 （疾患によっては抵抗性）

（医療法人リムズ徳島クリニック院長　小川佳宏先生提供）

＊**蜂窩織炎**：皮膚の深いところから皮下脂肪組織にかけての細菌（主として黄色ブドウ球菌）による化膿性炎症．
＊＊**リンパ漏**：リンパ浮腫の進行，増悪により，皮下のリンパ管に瘻孔（ろうこう）ができ，そこからリンパが漏れ出る．

3. リンパ浮腫の種類

　リンパ浮腫の分類は，近年の国際リンパ学会（ISL）の定義によると，先天性のリンパ管形成不全などによるリンパ浮腫と，手術など外部の影響による機能的欠損（弁不全）による（リンパ系の構造上の閉塞による）リンパ浮腫とに分けられている．つまりリンパ浮腫はその発症の状況・起因により，以下大きく二つに分けられる．一つは先天性（原発性）のものを含めた原因不明の一次性すなわち「原発性リンパ浮腫」で，四肢末梢から発症することが多い．他はたとえばがんの外科的治療（手術）や放射線治療などの後遺症として明らかな原因のある二次性すなわち「続発性リンパ浮腫」である．

1．一次性，原発性リンパ浮腫：この分類では，リンパ管系の形成が不十分（低形成）か，逆に過剰な形成（過形成）などの異常があると考えられている．具体的には，先天性か非先天性か，家族性・遺伝性に出るかそうでないかがある．また，浮腫がいつから発症するか，出生時から少しみられ，後年になってさらにはっきりしてくるものや，小児・思春期から徐々に発症する場合（晩発性）もある．浮腫は比較的女性に多く，先天性以外のものは初めは脚の下の方，一側足背に始まり，膝や鼠径部までくるが，顔や腕には稀である．最近，厚生労働省難治性疾患克服研究事業により全国疫学調査，患者QOL調査が施行され，その結果に基づいて原発性リンパ浮腫診断治療指針が作成されている[3]．

2．二次性，続発性リンパ浮腫：リンパ管の炎症，腫瘍の増殖によるリンパ組織への浸入（侵潤），手術後のリンパ流停滞によりむくみが生じるものをいう．つまり，リンパ浮腫の発症した原因が明らかのものである．リンパ流停滞としては，リンパ管が圧迫されたり，損傷（切除や切断，放射線の影響）を受けたりすることが原因となる．その結果逆流防止弁が機械的に損傷され（弁不全となり），深層のリンパ管のリンパは浅層（表層）に向かっても逆流し，リンパ管の末梢部から皮下組織へ逆流する．この現象は皮膚リンパ管逆流（dermal backflow）と呼ばれ，集合リンパ管が損傷されていることを示している．
以下，続発性リンパ浮腫の生じるいくつかの例をあげる．

1) **リンパ管炎**：外傷などで体内に侵入した細菌がリンパ管に取り込まれ，そこで炎症を起こしたもので，しばしば，白癬（水虫）菌が原因となり，皮膚表面にリンパ管の沿って赤い線条の発赤として認められる．直接にはリンパ管内に侵入してリンパ流を阻害し，一方で細菌性二次感染も起こしてむくみが強くなる．リンパ管炎を繰り返すことにより，リンパ管内に栓塞，さらに　炎症後の瘢痕による収縮，狭窄，閉塞を起こし，むくみを生じ，さらに感染を助長するという悪循環を起こす．

2) **寄生虫感染フィラリア症**：リンパ浮腫の原因として一番有名かもしれない．熱帯地方の風土病で，蚊によってフィラリア寄生虫（糸状虫）が媒介されるもので，頻度は高く

はないが，下肢の腫脹や陰嚢の水腫などがみられる．

3) **静脈血栓症に伴うリンパ浮腫（静脈性リンパ浮腫）**：静脈血栓などにより静脈環流障害を起こし，組織液が増加し，リンパ管系への負荷増大でリンパ浮腫が生じるもので，脚が赤紫色になる．

4) **悪性腫瘍のリンパ管およびリンパ節への転移**：後腹膜腫瘍はとくに悪性リンパ腫が原因となりやすいとされており，脂肪成分の多い乳び腹水を伴う．なお，乳び腹水というの，先天的あるいは外傷や手術などにより後天的に腸リンパ管から胸管に至る経路から胸腔内や腹腔内に乳びが漏れ，白色に濁った腹水（胸腔内であれば胸水）となったもので，このような場合は，腹水や胸水を静脈内に戻す手術をする．

5) **外傷性リンパ浮腫**：四肢の損傷，局部の結紮後に起こることがあり，原因は血管運動神経の反射機構の変化によるともいわれているが不明である．一次性のリンパ浮腫と区別がつきにくい．

6) **リンパ節の外科的切除**：乳がんや子宮がんの手術時にがんの転移を考慮して，がん病巣附近の所属リンパ節切除（郭清）したときに起こる（**図11-2**）．当然切除されるリンパ節の部位と数は，病気の進行程度や術式で異なる．浮腫は術後すぐ生じる場合もあるが，5〜10年も経過してから発症する場合もあり発症時期や症状には個人差が大きい．時として，患者が庭仕事を長時間したとか，海外旅行で長時間飛行機に搭乗したとか，明確にリンパ浮腫に気付いた時等の特別なエピソードがある場合がある．

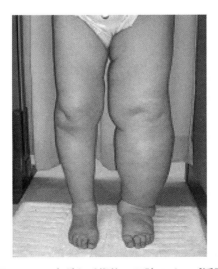

図11-2　子宮がん手術後の下肢のリンパ浮腫
（佐藤佳代子先生提供）

> **コラム**
>
> **リンパ管腫とリンパ腫**
>
> 　リンパ管腫(lymphangioma)は，リンパ管が拡張したり増殖したりする先天的形成異常によってできる腫瘍である．リンパ管拡張症とも呼ばれるもので，「がん」などの腫瘍とは異なる．主に小児（多くは先天性）に発生する．リンパ液を含んだ大小のリンパ嚢胞を主体とする良性腫瘤性疾患である[4]．
>
> 　リンパ管腫は，リンパ液の溜まる袋が大きい「嚢胞状」（嚢状リンパ管腫）と袋の小さな「海綿状」（海綿状リンパ管腫）の二種類に大別される．前者は頸部，腋窩部，腹腔内（大網・腸間膜・後腹膜）などに，後者は顔面や四肢によく見られる．ほかに，両者の中間型のものや，口腔粘膜や皮膚によくみられるように，小さなリンパ管が大量に集合して毛細血管腫と見分けがつき難いものもある．
>
> 　一方，リンパ腫は血液の「がん」つまりリンパ系組織から発生する悪性腫瘍（悪性リンパ腫 malignant lymphoma）であり，多様な病型（ホジキンリンパ腫 Hodgkin's lymphoma，非ホジキンリンパ腫 nonHodgkin's lymphoma）がある．

4. リンパ浮腫の進行

　リンパ浮腫は身体（体幹）や四肢（手・足）のいろいろな部分に発症する．自覚症状として，いわゆるだるさや疲労感から，手・足の感覚異常，皮膚の圧迫感，手首・足首の柔軟性の低下など，さまざまなことが起こる．身体のそれぞれ特定部分に衣服，指輪，腕時計，ブレスレットなどがきつく入り込んだだけでも起こることがある．

　症状が悪化すると，上肢では「物を持ちにくい」「小さなものをつまみにくい」，「ボタンが掛けにくい」，下肢では「階段など段差の有る所での移動が困難」など日常生活に支障をきたすケースもある．年をとれば次第に筋力も低下するので，筋ポンプ作用が弱まり，血液やリンパの流れが悪くなるので，上肢・下肢に色々な症状が起こりやすくなる．一般に男性と比べて女性の方が筋の発達が低く，筋ポンプ作用が弱いので，血液やリンパの流れが悪くなる傾向があるので，浮腫の症状が多く現れる．女性ホルモン（エストロゲン，プロゲステロン）はからだの水分の流れを良くする働きがあるので，上述の筋ポンプ作用が弱いことを補っているが，生理前になると，女性ホルモンの分泌が低下し，頭痛やイライラ，顔のむくみといった症状がでてくる（月経前症候群）．

以下，リンパ浮腫の症状を初期から重度まで段階的に述べる．

1) **潜在性リンパ浮腫**：初期には臨床的にほとんどむくみは認められず，リンパ管造影でその異常が確認される時期がある．この時期はリンパ管の側副行路*が働いているため，リンパは容易に迂回して流れ，まだ特別な障害はみられない．しかし，この時期に虫刺されや怪我で小さな外傷を受けて炎症を起こすと，血管外への水分や蛋白の漏出が急に

増えて，側副行路でのリンパ輸送では追いつかなくなり，むくみが明らかとなる．

2) **可逆性リンパ浮腫**：片側の手・足の背側部あるいは腕・脚の下部にむくみがみられるようになるが，体を横たえたり（就寝），手足を挙上したりすると軽減する．組織間隙内の結合組織の分布が粗で，その場に組織液を留めることなく重力の影響で体の下部へと流れ，手首や足首にむくみとして現れることになる．これが進行していわゆる浮腫の兆候が強まる．しかし，この時点では組織の硬さはあまり変わらず，軟らかいままである．

3) **非可逆性リンパ浮腫**：就寝や挙上によってもむくみは軽減しないようになり，皮膚も次第に硬くなってきて，指で押しても凹まなくなる（non-pitting edema）．これは，これまで組織間隙を自由に流れていた蛋白や脂肪などが変性し沈着して組織の一部となってしまったためである．皮膚は蒼白で硬く滑らかで弾力を欠くことになる．なお，皮膚の組織像をみると，浮腫の初期（急性期）では組織内の脂肪細胞は減少し，マクロファージは増加する．しかし，浮腫が慢性化してくると逆にマクロファージは減少し，脂肪細胞，線維芽細胞や筋線維細胞が増加し，コラーゲンの産生による線維化，組織の硬化が起こるもので，肺線維症における線維化と類似した組織増である．

4) **象皮症**：3) の状態が長く続くと，組織間隙にある蛋白は変性して線維網を形成し，脂肪も固まりとなる．この状態が際限なく続いていくと，脚や腕は極端に太くなり変形していく．皮膚の表面が硬くなり，象の皮膚に似てくるので象皮症（**図 11-3**）といわれ，これは皮下組織にある膠原線維が異常に増殖することが原因である．なお，リンパ浮腫の進行についての近年のリンパ流蛍光画像観察による報告では，進行程度を liner, splash, stardust, diffuse と段階的に分類し，splash pattern をリンパ浮腫予備軍としている．

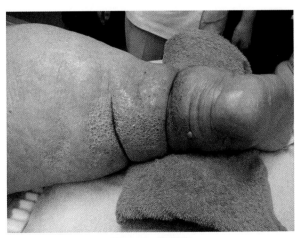

図 11-3　象皮症
（佐藤佳代子先生提供）

リンパ浮腫では細菌感染を起こしやすく，蜂窩織炎，リンパ管炎を再発する．また，むくみの部分に貯留する液のため小さな穴があき，そこから透明な黄色い液が流れ出るリンパ管瘻や限局性潰瘍，さらに角質層の組織細胞，滲出液，血液，膿などが乾いて固まる痂皮形成などの合併症が生まれる．

また，チェンソーなどの振動機械を長期間使用することによって，振動障害として手足の血管収縮による血管性運動神経障害がある．症状として血管の痙攣性収縮（レイノー現象[**]）が起こるもので，職業病とされている．血行不良により指先が白蝋のように白くなることから，白蝋病という名があり，長年放置すると，象皮症のように膠原線維が異常に増殖し，手が冷たくなり神経も障害を受ける．振動作業の後，丁寧なマッサージにより，血液やリンパの流れをよくすると白蝋病への悪化をある程度防ぐことができる．

> [*]側副行路：のバイパス（by-pass），側流，う回，側路，短絡，側副路．
> [**]レイノー現象：手や足の指先の小さな動脈の血流不足によって生じる「冷感」や「皮膚の色の変化」が起こる現象．

参考文献

1) Foldi M, Foldi E : Foldi's Textbook of lymphology for physicians and lymphedema Therapists. 3rd ed. E Urban & Fischer, Munchen, 2011.
2) リンパ浮腫療法士認定機構編：リンパ浮腫診断治療指針2013．メディカルトリビューン，2013．
3) 斎藤幸裕：原発性リンパ浮腫診断治療指針の上梓と克服へ向けた今後の展開．リンパ学 36：40-46, 2013．
4) 池田恵一：小児のリンパ管腫．外科治療 20：375-387, 1976．

12章 リンパ浮腫の診断

1. リンパ浮腫の症状

　浮腫の状態は，顔，腕，手，指，脚（足）など，自分で指で押してみるとわかる（セルフチェック）．たとえば，おでこや足のすね（脛骨，いわゆる弁慶の泣き所）など皮膚の下にすぐ骨しかないので，指で5，6秒じっと強く押してから離すと，健常者で浮腫がないと指で押してへこんだところはたちまち元の状態に戻る．赤みは少し残るがへこみ（圧痕）が残ることはない．しかし，元に戻るのが遅い場合，「むくんでいる」いわゆる浮腫の状態にあると診断される（図12-1a）．大切なことはからだの柔らかい部分をいくら押しても，むくみがあるかどうかわからないので，硬いところを押してみることである．また，皮膚を親指と人差し指でつまみ寄せる．浮腫がある場合には，うまく皮膚をつまみ寄せることがしにくくなる（ステマ徴候）（図12-1b）．その他，皮膚の肥厚を調べたり，関節の動き（可動性）をチェックしたりして確認することもできる．リンパ浮腫の観察のポイントとして，リンパ浮腫治療で活躍の小川佳宏先生（医療法人リムズ徳島クリニック院長）の「リンパ浮腫患者の視診

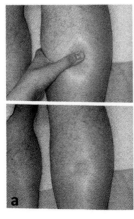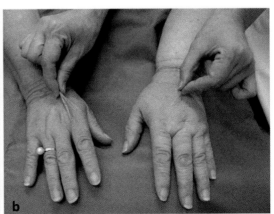

図12-1　浮腫の確認テスト
a：下腿の圧痕性テスト（「リンパ浮腫治療のセルフケア」
　　　　　　　　（加藤逸夫監修，佐藤佳代子著，文光堂，2006）より引用）
b：前腕・手の浮腫の触診（医療法人リムズ徳島クリニック院長　小川佳宏先生提供）

表12-1 リンパ浮腫患者の視診の要点

浮腫の左右差	下肢では,片側性の症例が多いが,両側性でも左右差がみられることが多い. 上肢では,片側性がほとんど. 患側の皮下静脈がみえにくくなる.
色調変化	炎症と関連する発赤の有無を診る. 患肢を下垂した時に赤紫に変化すれば,静脈疾患の合併を推測する.
皮膚の状態	足趾に浮腫が進行することにより,足趾同士が圧迫され、皮膚が硬化したり,四角く変形することがある. 多毛になることがある.

(医療法人リムズ徳島クリニック院長 小川佳宏先生提供)

表12-2 リンパ浮腫患者の触診の要点

皮膚の張り	患肢と健常肢を比較し,皮膚を引き寄せて「しわができるか?」,皮膚を「つまみあげられるか?」を確認する.
圧迫痕形成	水分が豊富な早期のリンパ浮腫では圧迫痕が残るが,慢性期には線維・脂肪組織が増えて圧迫痕が残らなくなる.
皮膚の乾燥・硬化・角化・象皮症	浮腫が長期間にわたり進行した症例では,皮膚が硬くなり表皮の角化が著明となることがある.

(医療法人リムズ徳島クリニック院長 小川佳宏先生提供)

表12-3 リンパ浮腫の進行状況分類

時期	進行状況(症状レベル)
前期	リンパ量も正常状態で,まだむくみはみられないいが,リンパの流れが低下傾向にある. (浮腫と診断される潜伏期の状態)
第一期	皮膚を指で押すとへこみ,その趾がのこるように,軽度のむくみがある.むくみもみられる腕や脚をからだの上に挙げておくと,むくみは元に戻る.
第二期	皮膚を指で押してもへこまなくなるぐらい皮膚が硬くなる(線維化が起こる).腕や脚を挙げても元のようには戻らない.
第三期	むくみが強くなり,腕や脚が極端に太くなり,変形する.線維化が進むと,象皮症となる.

(後藤学園付属リンパ浮腫研究所 佐藤佳代子先生提供)

や触診の要点」を**表12-1,2**に,さらにリンパ浮腫の進行状況の分類表を**表12-3**に示す.

むくみがみられたら,できるだけ早く担当医を訪ね,適切な診断と処置を受けることが必要である.この時,以前にリンパ節切除など手術を受けていればリンパ路の障害の疑いもあるので,忘れずに過去の治療歴を申し出ることが大切である.

2. リンパ浮腫の評価

　リンパ浮腫の評価は，四肢の周径測定，血液検査（アルブミン値など），赤外線スキャンなどによって行われる．現在行われている浮腫治療の評価については四肢の周径計測が最も簡便で一般的である[1]．これは健側肢と患側肢の周計差，健側肢容積に対する患側肢容積の比率や蜂窩織炎の頻度などである．これらは局所評価であり，全体の体積の評価としては適さないので問題が残る．また，周径値から体積近似値を換算する方法も用いられているが，体積近似値の方が実体積値より10％以上過大な値となり，体型による差異が問題とされている．

　研究的には，リンパシンチグラフィー，CT/MRI検査，皮膚の水分量測定などがある．最近では，水量置換＊による腕の全体の体積評価装置やレーザーを使って体積計測を行う装置も開発されている．水量置換法は患部を水浸するので，皮膚からの感染の危険性があり，臨床ではあまり用いられない．

　また，臨床症状により重症度のステージ分類も行われている[2]．臨床症状を基準にすることは評価が容易であるが，臨床症状が必ずしも実際のリンパ管機能を反映しているとは限らない．このことは，通常，リンパ機能が障害されても，患側肢にかかる負荷の程度で，実際の浮腫の発症の程度が異なることから，容易に推測できる．

> ＊**水量置換**：腕の全体の体積評価装置（Inverse water displacement volumetry）．腕を水に浸したときの排出量で計算する．

3. リンパ管・リンパ節の画像観察

　近年，リンパ管の走行（リンパの流れ）やリンパ節の分布などを，X線像，核磁気共鳴像，超音波像，さらに螢光赤外線像など，種々の画像観察により，リンパ浮腫の状況の診断に役立てられている．**表12-4**に主な画像診断を表にまとめた．具体的な内容については，以下順次説明を加える．

表12-4 リンパ浮腫の主な画像診断

超音波断層法	皮膚・皮下組織の水分貯留状態を判断できる．浮腫の程度や患肢の浮腫の局在を確認できる．
超音波ドプラ検査	深部静脈血栓症など静脈疾患の有無を確認できる．
CT・MRI検査	皮膚の肥厚，皮下組織層の増大などが観察できる．他疾患や原疾患の状態を確認できる．
リンパ管シンチグラフィー	手や足の甲にトレーサーを注射し，リンパ管の走行や閉塞の状態を確認できる．腹腔内まで確認できることが利点だが，細かい画像が得られにくいことが欠点である．
リンパ管造影検査	皮膚を切開し，リンパ管に直接針を刺して造影する．確定診断に有用だが侵襲的で現在は行われていない．
リンパ管蛍光造影検査	インドシアニングリーン（ICG）が赤外線を照射することにより蛍光を発する性質を利用し，患肢末梢に皮内注射してリンパ管内に取り込まれたICGの動向，皮下組織表層への逆流（dermal backflow）の出現などリンパ動態を確認できる．

（医療法人リムズ徳島クリニック院長 小川佳宏先生提供）

1．超音波エコー像

　超音波診断術はリンパ浮腫の診断の過程で鼠径部や腋窩部のリンパ節の触診後，用いられる画像診断である．皮下組織内の水分貯留・分布状態や線維化，脂肪組織の増加程度なども細やかに確認できる[3]（**図12-2**）．傍腹大動脈や傍大静脈のリンパ節と共に，肥大した腸リンパ節や腋窩リンパ節は，CTと同様にたやすく確実に同定される．静脈不全による浮腫とリンパ浮腫を区別する為には，血管の二重音波画像技術（超音波ドップラー検査）[4]が必要である．

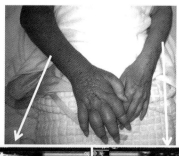

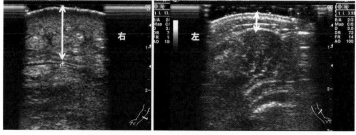

図12-2　乳癌術後の上肢リンパ浮腫像の超音波エコー画像
（右：リンパ浮腫側，左：健側）（大分県厚生連鶴見病院長　藤富豊先生提供）

2. CT像

　X線CTスキャン装置は，高空間分解能コンピュータ連動断層（Computed Tomography, CT）撮影のことである．被写体である人体を横断するように多方面からX線を照射し，人体を挟んで置かれた高感度の検出器が照射されたX線を受け，この情報をコンピューターで処理し断層像を得る方法である．CTスキャンは1971年英国のハウンズフィールド（Hounsfield）によって開発されたもので，彼は1979年に米国のコーマック（Cormack）と共にノーベル医学生理学賞を受賞している．一般に，白黒のグレースケール画像として骨や軟骨などの組織が濃淡のある像として描写される（**図12-3**）[5]．近年，高速ラセン走査CT（ヘリカルCT）が開発され，検査時間が短縮されるとともに解像度が上がり，診断性能は向上している．

　CT像は他の方法による画像と異なり，体表からの真の深さに沿って分析されるので，慢性リンパ浮腫では線維性の結合組織の集積がみられ，皮下脂肪組織と高蛋白浮腫液の集積の区別ができる．最近では，安全性の高い水溶性CT造影剤を使用して腫瘍部からリンパ液を直接受け入れるセンチネルリンパ節を同定することが可能となってきた．CTは腹腔や後腹膜の腫瘍の画像を知るための基本的な機器であり，同時に骨盤や後腹膜や縦隔のリンパの観察もでき，核医学施設の無い病院でも検査可能なので，腫瘍やリンパ浮腫の診断に欠かせない技術である．

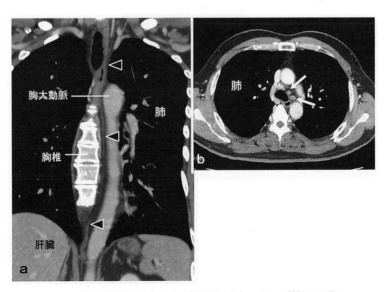

図12-3　胸部縦断面(a)および横断面(b)のリンパ管のCT像
a：矢頭：胸管．b：矢印：リンパ節
（大分大学医学部放射線医学講座提供）

3. 磁気共鳴像

核磁気共鳴像 (Magnetic Resonance Imaging, MRI) は，医学とくに腫瘍学には標準的な診断方法である．MRI は 2003 年に医学におけるその重要性と応用性が認められ，"核磁気共鳴画像法に関する発見"に対して，ポール・ラウターバー Paul Lauterbur とピーター・マンスフィールド Peter Mansfield はノーベル医学・生理学賞を受賞している．浮腫の診断術としては常道ではないが，最近の機器の改良と撮像技術の進歩により，軟組織内における水分の分布パターンがよくわかる．リンパ浮腫のある部位における皮下の脂肪組織と浮腫の水分をそれぞれ強調して示すことができる（**図 12-4**）．本法は放射線被曝や薬剤投与が不要な検査法として，その有用性が報告[6,7]され広がっている．

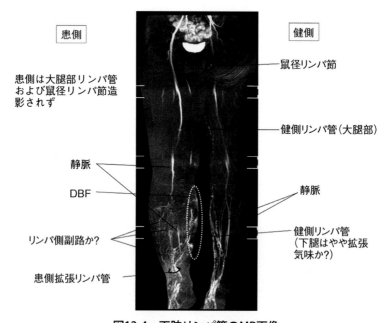

図12-4 下肢リンパ管のMR画像
右肢：リンパ浮腫側（リンパ還流異常），左肢：健側
（埼玉医科大学 大西文夫先生，防衛医科大学 曽我茂義先生提供）

4. リンパ管シンチグラフィー（放射性同位元素を用いた放射線像）

これは放射性同位元素を標識したリンパ管や腫瘍に親和性を注入して，取り込まれた標識物をガンマカメラで追跡するものである（リンパシンチグラフィー[8]）．**図 12-5** では左下肢リンパ浮腫の造影は遅延かつ低下しているが，右健側下肢では鼠径リンパ節までスムースに造影されている．リンパ浮腫の早期診断やリンパ機能評価として有用な方法と報告されている[9]が，臨床的な重症度との関係についての報告は少ない．リンパシンチグラフィーは，センチネルリンパ節生検においては，標準的検査法である（14 章 がんとリンパ系）．現在

では，三次元的空間解析に優れるCTと組み合わせたSPECT/CT（Single photon emission computed tomography）が開発され，より正確なセンチネルリンパ節の位置の掌握が可能になった．

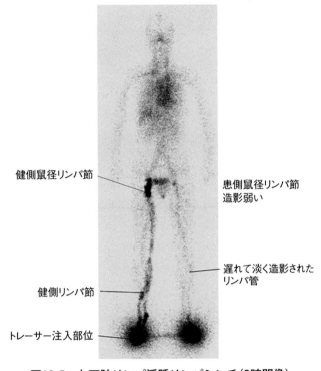

図12-5 左下肢リンパ浮腫リンパシンチ（2時間像）
（埼玉医科大学 大西文夫先生，防衛医科大学 曽我茂義先生提供）

5. リンパ管造影（造影剤を用いた放射線像）

直接的なリンパ造影術：パテント青（Patent blue V）を足や手の甲（背側部）の皮下に穿刺注入しリンパ管を可視化し，直上の皮膚を切開し，リンパ管を確認し，極細の注射針で直接造影剤を注入し撮影する（**図12-6**）．ただし，水溶性の造影剤では容易に拡散するので適さない．油性の造影剤を用いると，造影剤注入後，24時間経過したものでも，リンパ節造影剤が残り造影される．通常，マクロファージに取り込まれ処理されるまで，数ヵ月そこに留まる．弁と弁の間の節となるリンパ管分節（lymphangions）のはっきりしたリンパ管が造影されやすい[10]．過去には転移リンパ節やリンパ腫の検出に用いられていたが，今ではこの役割は簡便なCT検査に取って代わられている．なお，油性の造影剤は肺循環系で微小塞栓を起こす副作用の可能性があるので，心臓や肺に疾患のある患者では僅かながら危険性がある．したがって，腹部超音波診断やCTで十分な映像情報が得られないケースにのみ適用される．また，リンパ浮腫患者においては，リンパ管造影がリンパ浮腫を増悪する危険性があるため，禁忌とされている．

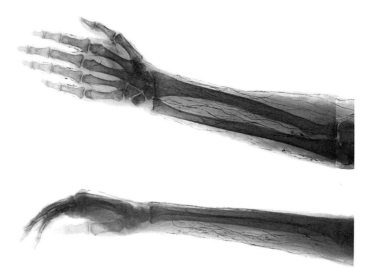

図12-6　屍体前腕・手のリンパ管の造影剤注入後のX線画像

　最近，特に臨床的に注目されているリンパ管観察技法として，直接リンパ節へ造影剤などを注入する方法がある．これは超音波画像観察の下で，鼠径リンパ節を特定し，そこに直接造影剤を注入し，胸管の走行を知るものである．この方法はリンパ節内リンパ管造影（intranodal lymphangiography[11]）と呼ばれ，胸管閉塞などを調べる有用な方法である．

　間接的なリンパ造影術：近年，リンパ浮腫の診断に重要な方法として注目されている．適当な水溶性の造影剤を皮内へ注入すると，毛細リンパ管を経由して前集合リンパ管や皮下の集合管に流れる．用いる造影剤には高濃度のヨウ素化合物が含まれ，浸透圧も血液や組織液のそれに近い値とされている．

　間接法は，注入部位の液の貯留状況により起始リンパ管そして排導リンパ管の数と形をみるのに適している．

6. リンパ管蛍光造影（ICG 蛍光法）

　近年，リンパ浮腫患者に対し，インドシアニングリーン（Indocyanine green, ICG）という物質を注入し，発せられる近赤外線光を赤外線カメラで撮影する蛍光赤外リンパ管造影検査法が開発された（赤外線カメラ Photodynamic Eye, PDE，浜松ホトニクス社製，**図12-7**）．ICG 蛍光の利点は，近赤外線の波長が生体内で吸収されず組織を透過するため，肉眼ではみえない対象物がカメラを通してモニター上に可視化できることである．にこれにより四肢や体幹で脂肪層に存在する ICG 集合を取り込んだ集合リンパ管の描出・検索が容易となり，リンパ流の観察からリンパ障害の重症度評価や治療方法の決定に効果を発揮している（**図12-8**）．ICG 蛍光法は，リンパシンチとは異なり放射線の被ばくがないので低侵襲で，リアルタイムで体表から観察できる簡便なリンパ浮腫の確定診断，定性的評価法として重視され

ている[12]．リンパ浮腫では，リンパ集合管の消失や不明瞭化が起こる．リンパ管造影により観察されるリンパの皮膚逆流現象（dermal backflow）は，浅集合リンパ管の閉鎖に伴って生じた集合リンパ管の弁不全が原因と考えられている．なお，ICGリンパ管造影を用いた最近のリンパ圧の測定法[13]はリンパ還流障害を診療で診断する画像診断法として有用である．

最近，リンパ浮腫外来を置く病院が増し，その外来検査では，血液検査やレントゲンなどの一般検査のほか，必要に応じて，表12-5のような検査が行われる．さらにリンパ浮腫と鑑別しなければならない全身性浮腫（心不全・腎不全・肝臓機能障害など）との鑑別点（表

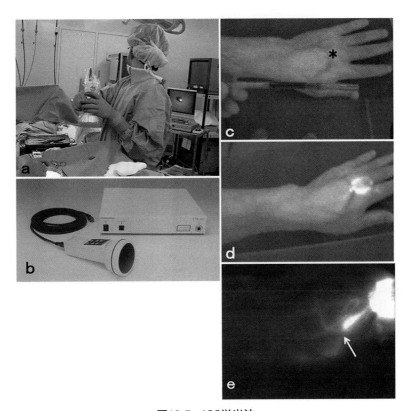

図12-7 ICG蛍光法
a：ICG蛍光法の実施．b：ICG蛍光検知器（浜松ホトニクス）．c：手背皮下にICG注入（*注入部位）．d, e：ICG蛍光像（矢印：リンパ管）

（藤吉健児，藤富豊先生提供）

表12-5 リンパ浮腫の主な外来検査

血液検査・尿検査	リンパ浮腫と他疾患との鑑別に必要．またリンパ浮腫の悪化要因の有無も確認する．
X線検査	心疾患や肺転移・胸水の有無などを確認する．
心電図	心疾患の有無を確認する．
四肢別体組成検査	患肢と健常肢では水分含有率が異なるため，体組成検査で水分量を推測することが可能．治療前後で水分量を比較でき治療効果判定に有効．

（医療法人リムズ徳島クリニック院長 小川佳宏先生提供）

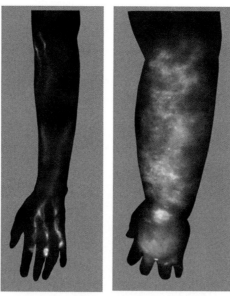

図12-8　前腕・手のICGリンパ管映像
(左:健常, 右:リンパ浮腫)

11-2) も重要である．また，リンパ浮腫とよく間違えられる深部静脈血栓症との違いも注意する必要がある（**表 11-1**）．

参考文献

1) 坂口周吉, 他：慢性リンパ浮腫の重症度基準（治療効果判定）について．リンパ学 16(1)：41-44, 1993.
2) Campisi C, et al：Lymphatic microsurgery for the treatment of lymphedema. Microsurgery 26：65-69, 2006.
3) 松尾　汎：超音波検査でリンパ浮腫が鑑別可能か？　脈管学 43：281-284, 2003.
4) 松尾　汎：深部静脈血栓症．J Med Ultrasonics 34：27-34, 2007.
5) Kiyonaga M, et al：Thoracic duct and cisterna chili: evaluation with multidetector row CT. Brit J Radiol 85：1052-1058, 2012.
6) Hayashi S, Miyazaki M：Thoracic duct: visualization at nonenhanced MR lymphograhy initial experience. Radiology 212：598-600, 1999.
7) Ruehm SG, et al：Interstitial MR lymphography with gadoterate meglumine: Initial experience in humans. Radiology 220：816-821, 2001.
8) Pecking AP, et al：Relationship between lymphoscintigraphy and clinical findings in lower limb lymphedema (LO): toward a comprehensive staging. Lymphology 41：1-10, 2008.
9) 清水正司, 他：リンパシンチグラフイによる慢性関節リウマチに伴うリンパ浮腫の評価．核医学画像診断 13：15-17, 1998.
10) Chang DW, et al：A prospective analysis of 100 consecutive lymphovenous bypass cases for treatment of extremity lymphedema. Plast Reconstr Surg. Plast Reconstr Surg 132：1305-1314, 2013.
11) Kerlan R, et al：Intranodal lymphangiography: Coming soon to a hospital near you. J Vasc Interv Radiol 23：617, 2012.
12) Unno N, et al：Quantitative lymph imaging for assessment of lymph function using indocyanine green fluorescence lymphography. Eur J Endovasc Surg 36：230-236, 2008.
13) 海野直樹, 他：インドシアニングリーン蛍光リンパ管造影を用いた四肢リンパ圧測定法の開発．リンパ学 33：87-90, 2010.

13章 リンパ浮腫の治療

1. 保存的治療法

　保存的治療というのはドイツなどで古くから実施されてきている最も基本的な治療法である．その用語の医学的意味は，メスを入れたり縫ったりなど身体に損傷を加えること（手術）なしに，一般に容認されている医療行為によって患者の機能を回復させる治療といえる．この方法の狙いは，浮腫を患っている体の部位に貯留した組織液や流れの滞ったリンパを排導することにより，体液環境および皮膚状態を改善し，浮腫を軽減するものである．これにより合併する炎症頻度を減少し，発症しても軽症で経過することが多い．また，運動制限も改善され，QOL の向上につながり，精神的苦痛の緩和も期待できる．

　その方法は，①感染予防などのスキンケア，②用手的リンパドレナージ，③圧迫療法，④圧迫した上での運動療法，の4項目を実践するもので，複合的理学療法（complete decongestive therapy, CDT，別名：保存的複合リンパ浮腫治療法 intensive complex physical therapy)[1,2]といわれている．なお，リンパ浮腫治療として現在広く普及しているこの複合的理学療法は近年の国際リンパ学会でのリンパ浮腫治療の Consensus Document[3]（合意文書）にあげられた保存的治療として重要とされている．また，厚生労働省後援「がんのリハビリテーション研修」のリンパ浮腫研修委員会で検討した合意事項では「日本におけるリンパ浮腫の保存的治療は，日常生活指導とともに CDT を行う複合的療法が基本」としている[4]．

　以下，「複合理学療法」の四項目を記す．

① **感染予防などのスキンケア（図13-1）**

外傷に注意し，水虫などの皮膚疾患は初期に治療し，皮膚の状態を管理する．

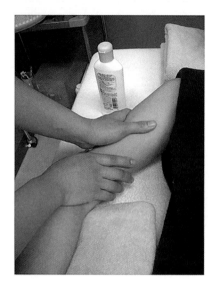

図13-1　リンパ浮腫のスキンケア
（後藤学園付属リンパ浮腫研究所　佐藤佳代子先生提供）

② **用手的リンパドレナージ（図13-2）**

患肢のリンパの流れの悪い部分のリンパ管から，正常な働きを持つリンパ管に向かってリンパの流れを誘導（排導）するため，手のひらを利用した軽く柔らかいマッサージによって，全身にリンパのドレナージを行うものである[5]．欧米では manual lymph drainage（MLD）と呼ばれ，わが国では用手的（あるいは徒手的）リンパドレナージと訳されており，美容マッサージとは異なる．

体のむくみを解消するには，まず第一に組織間隙の組織液を吸収しやすくすることが大切である．リンパ管網は皮膚の浅いところにも分布しリンパを輸送しているので，皮膚全体を柔らかく刺激して皮膚をずらすだけで組織液の吸収がよくなる．筋肉まで力を加えるマッサージは必要ない．軽く柔らかいゆっくりとしたリズミカルな皮膚のタッチによって，より細いリンパ管内のリンパを移動させる．リンパが流れ，管が空になると，組織間隙の組織液を取り込む吸収力も高まるので，ドレナージをした直後では患部が非常に柔らかくなる．

つまり，用手的リンパドレナージの効果として，1）組織液の流れを促し，リンパの生成を促進する，2）リンパ管内の流動を活性化する，3）皮下の組織間隙に線維化貯留がおこることを防ぐ，4）体の局部的に血液への圧力を高めずに，血液量を増加させる，ことなどがあげられる．患者自身が行う用手的リンパドレナージ（MLD）は，簡易的な方法でのセル

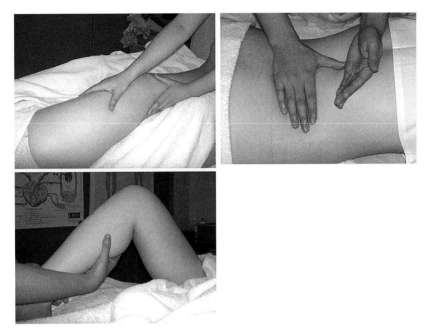

図13-2 用手的リンパドレナージの基本手技 （佐藤佳代子先生提供）

フケアの一部として有効とされており[6]，さらに慢性静脈不全などの症状にも有用であるので，今後その適用が期待される．

　からだに分布するリンパ管網も部位によりいわゆる「リンパ分水嶺」(p.62, 図4-2)といわれる境界線があり，お互いのつながりは十分でないので，リンパの流れる方向も異なる．これは，分水嶺といってちょうど雨水を異なった水系に分かつ山の峰々（分水嶺）のように，リンパの流れも，ある部位を境として体の左右・上下に分かれ，頚部・腋部・鼠径部のリンパ節へ流れ込む．リンパ浮腫の発生も，このような「リンパ分水嶺」にしたがって浮腫の範囲が決まるので，リンパドレナージの実施において，まずリンパの流れる方向性を確認し，さらにマッサージの回数が重要となる．この用手的リンパドレナージの後，以下で述べる従来の弾性包帯やスリーブ・ストッキングを用いて圧迫を加え，よりよい状態を保ち治療効果をあげている．

　さらに，用手的マッサージに代えて，器械による波動型マッサージも試みられている．これは全身的なリンパドレナージを行わずに，部位的にリンパ節が障害されている鼠径部や腋窩部にリンパを誘導するものであり，一時的な浮腫の軽減はみられるが，重力によりリンパが逆流しもとに戻る．したがって，このような器機による振動マッサージでは，終了直後から弾性着衣で十分な圧迫をすることが大切である．リンパドレナージの補助的な役割として有効であるが，器機による圧迫が強すぎると，患部組織の毛細リンパ管を損傷し皮下でのリ

ンパの漏出が起こり，浮腫が強くなる危険性があるので注意しなければならない．

> **コラム**
>
> > **リンパドレナージ療法**
> >
> > 　リンパドレナージ療法は，軽く柔らかいマッサージで生理的に触覚を刺激する効果があり，神経も鋭敏に反応するもので，専門領域では"タッチングの生理学"と呼ばれている．ドレナージ（drainage）とは「排液・排導」という意味があり，むくみの原因の皮下のリンパを排液（排導）するということである．
> >
> > 　リンパドレナージの手技は，エミール・ボダー博士（Dr. Emil Vodder, 1898〜1986）により，1936年にフランスの学会で発表されたもので，当時は，皮膚病のケアや美容を目的としたものであった．この技術を受けつぎ，医療分野に応用したのが，ドイツ・フライブルグのミカエル・フェルデイ教授（Prof. Med. Michael Foeldi）やエテルカ・フェルデイ教授（Prof. Med. Etelka Foeldi）であり，1995年にリンパ浮腫治療のコンセンサスとして，国際リンパ学会で採用された．
> >
> > 　本療法の普及に関しては，わが国では，NPO法人日本医療リンパドレナージ協会理事を務めるリンパ浮腫治療・セラピストの第一人者である佐藤佳代子氏（現リンパ浮腫治療センター所長）が早くからドイツに留学し，フェルデイ式CDT/MLD教師資格を取得し，帰国後所属する施設で実施している．氏は現在も，毎年ドイツでの研修に努め，リンパ浮腫の「複合的理学療法」の指導（後進の育成）と患者・クライアントの治療の第一線で活躍している．

③ 圧迫療法（図13-3, 4）

　上記の用手的リンパドレナージができても，リンパの逆流防止のため，弾性包帯やストッキングによる十分な圧迫（バンデージ）は必要である（圧迫療法）．

　余談であるが，リンパ浮腫は古くからあるもので，包帯などの布による圧迫治療の風景が浮世絵にもみられる（**図13-5**）．近年では，弾性ストッキング（elastic stockings）は静脈やリンパ管の筋肉ポンプ作用を活発にして患部のうっ血を防止するので，下肢圧迫療法として，下肢静脈瘤，深部静脈血栓症の予防と共にリンパ浮腫の治療や予防にも汎用されている[6]．

　弾性着衣による圧迫療法を行った場合と行わなかった場合との違いについては，同一患部の同時治療もデータはないので，両者の比較はできない．したがって，圧迫療法の有効性を示す根拠が必ずしも明確ではないが，長年の治療実績により，ある程度の臨床的同意はある．ストッキングやスリーブの着用の身体的，精神的な負担についても，患者の意向と一致して効果が評価される場合は，本療法を継続することが推奨されている．ただし，圧迫療法では，その圧迫の強さの程度について，着用して痺れや痛みがないこと，関節の拘縮を起こし手足の動きを支障させないこと，足先が白くなったり（動脈閉塞），うっ血（静脈閉塞）がないことなどに注意が必要である．

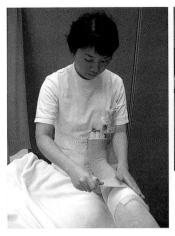
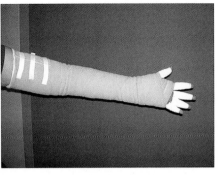

図13-3　包帯を巻いている様子（左）と弾性包帯を巻いた状態（右）
（佐藤佳代子先生提供）

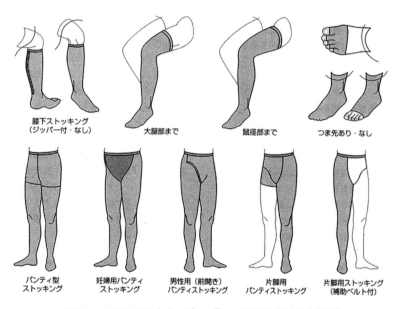

膝下ストッキング　　大腿部まで　　鼠径部まで　　つま先あり・なし
（ジッパー付・なし）

パンティ型　　妊婦用パンティ　　男性用（前開き）　　片脚用　　片脚用ストッキング
ストッキング　　ストッキング　　パンティストッキング　　パンティストッキング　　（補助ベルト付）

図13-4　圧迫療法（バンデージ）　（佐藤佳代子先生提供）

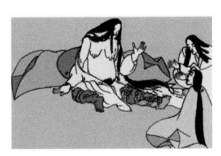

図13-5　浮世絵にみるリンパ浮腫（12世紀異本病草紙より，北村薫先生提供）

④ 圧迫した上での運動療法（図13-6）

　リンパ管は筋肉でなく皮下組織にあるので，筋肉運動だけでは効果が低い．表面から圧迫し固定させ，その状態で運動することにより筋肉の動きが皮下組織を押し上げるようになるので，リンパ管に筋ポンプ作用を効果的に働かせることができるわけである[7]．在宅でもケアが行われるよう，浮腫の発症のできるだけ早い段階からセルフマッサージ／セルフバンデージや生活上の自己管理を行い，継続的に取り組むことが重要である．

　上記の「複合的理学療法」に加えて，以下のような日常生活指導もたいへん重要である．1) 患者自身によるリンパ浮腫の早期発見，2) リンパ浮腫悪化要因の排除，さらに，3) セルフケアの指導である．なお，セルフケアでは，患肢に負担となる動作を避けること，適度な運動を習慣的に行うこと，無理をしないで過労に注意すること，などがいわれている．また，食事指導についても，塩分・水分の過剰摂取を控え，栄養バランスのよい食事を心掛け，肥満に注意することなどが大切とされている．

　その他の保存療法として，ほかに温熱，振動，磁気，低周波などによる物理療法が試みられている．最近では，静脈血栓塞栓症の予防として間欠的空気圧迫法が開発されている．これは空気式マッサージ器であり，停滞している静脈血を体幹部へ戻すことから開発され，これをリンパ浮腫治療へ応用するものである．患部の間欠的な圧迫によって，患肢のリンパ管の収縮を活発にしてリンパ液を流して浮腫を改善するものである．しかし，マッサージ器で一度排除したリンパが逆流することを防ぐのはなかなか困難であり，圧迫療法や用手的リンパドレナージなどの複合的理学療法を行った後の補助として使用するとよいとされている．現在，四肢のリンパ浮腫完治はかなり困難であるが，しかし，近年，入院施設のある病院（治療センター）で，医師・セラピスト医療従事者とリンパ浮腫患者・クライアントが信頼の下，しっかりとした「複合的理学療法」を実施し，治療効果を上げ注目されている（口絵13）．

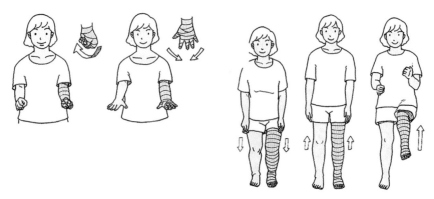

図13-6　圧迫運動
（佐藤加代子先生提供）

> **コラム**
>
> **浮腫防止のゲートル**
>
> 　昔，戦争の時，日本陸軍の兵隊は，足首から膝の下（下腿部）に弾力性のある強い包帯のようなもの（ゲートル，語源：フランス語，西洋式の巻脚絆）をぐるぐる巻いて，長距離の行軍した．
> 　ゲートルは長い帯状の一端を三角に折り留めそこに平紐をつけ，他端を脚の下部から上に巻いて行き，膝関節の近くで平紐を2，3回巻いてから結んでずり落ちないように留める．ゲートルで足を締め付けることによって，下半身の組織に溜まった水分を血管やリンパ管へより早く戻すようにしたわけである．このことは，医療の現場でも妊婦に用いられている．妊婦は臨月が近づくとなかなか動き難くなり，どうしても大きくなってきた子宮が静脈を圧迫するので，下半身の静脈の血液の流れが悪くなり，足がむくんでくる．そのむくみを少しでも解消するため，弾力性のあるタイツ（弾性ストッキング）などを穿いて適度に足を締め付け筋ポンプ作用を補助すると効果がある．ただし，締め付けるのはあくまで一定の時間に限り，長時間ではかえって血液やリンパの流れが悪くなるので注意しなければならない．

2. 外科的治療法

　これまで述べた保存療法とは別の治療発想として，手術による組織切除や直接的・間接的なリンパ誘導を行うのが外科的療法である．外科療法の最終的目的は，圧迫療法からの脱却と浮腫の完全治療である．外科療法は大きく肥大化した皮膚や軟部組織を切除して元の状態に近づけようとする切除術（ablative procedure）とリンパの流れを回復させることにより状態の改善を図る再建術（reconstructive procedure）に分けられる．切除術の代表としては，歴史的には，足の皮膚の皮下組織をすべて切除して，筋肉の上に直接植皮するという非常に侵襲の大きなチャールズ手術[8]や，現在では脂肪吸引術[9]がある．再建術の代表としては，末梢でうっ滞するリンパを静脈に流すことを意図するリンパ管静脈吻合術[10]と，リンパ節郭清部位に患者の体の別の部位から採取した健常なリンパ節を移植し，新たなリンパ管再生を促進することを意図するリンパ節移植術[11]がある．

　近年，微小血管外科の技術が改良・進歩してきたことに伴い，形成外科領域で超微小血管吻合手技を応用してリンパ管と細静脈をつなぐという新しい吻合術「リンパ管細静脈吻合術（Lymphatico-venular or lymphvenous anastomosis, LVA）」と呼ばれる従来のオブライエンのリンパ管静脈吻合術を改良した術法（図13-7, 8）が開発され，一定の治療効果を上げている[12]．同吻合術は，集合リンパ管と皮膚細静脈（いずれも直径約0.5 mm前後）を局所麻酔もしくは全身麻酔下で吻合し，手術により新たに形成されたバイパスを介してリンパの流れを促進し，局所に滞っているリンパを本来の循環系に戻すことで浮腫を解消しようとするものである．

172　13章　リンパ浮腫の治療

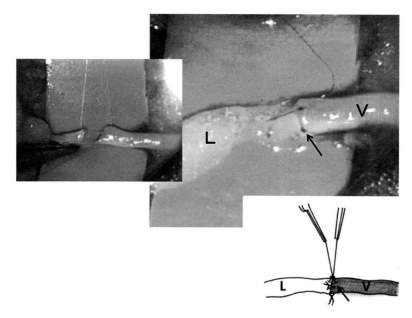

図13-7　リンパ管と細静脈の吻合術（ヒト足背部）
L：リンパ管，V：静脈，矢印：縫合部
（東京大医学部形成外科　光嶋勲先生提供）

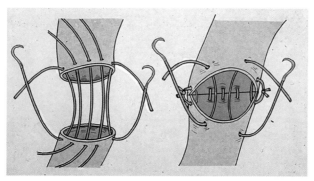

図13-8　リンパ管と細静脈吻合法
（東京大医学部形成外科　光嶋勲先生提供）

　顕微鏡下によるリンパ管静脈吻合法は，わが国で山田行男（名古屋大学外科）により世界に先駆けてイヌを用いて開発し，臨床に応用された[13]．近年になり，「リンパ管細静脈吻合」の臨床面への応用は，光嶋勲グループ（東京大学医学部形成外科）により開発され，若き形成外科医達の精力的な多種の施術により急速に発展し，臨床リンパ学の新しい展開がみられている．これまでの多くの報告では，吻合したリンパ管の還流機能が回復し，吻合術後数ヵ月から数年間の圧迫でほぼ正常に回復した症例もある．明確な効果が期待できる症例として，浮腫早期例，蜂窩織炎例，陰部浮腫例（**図 13-9**）などがあげられている[14]．なお，リンパ浮

腫の状態が長期にわたって続き，高度の線維化が生じた慢性のリンパ浮腫の場合では，リンパ管の断面を観ると大部分の管壁の平滑筋が過形成であり，吻合治療が難しくなるケースもあるという．要はリンパ還流機能の回復には，リンパ管壁の平滑筋細胞の再生・分化が重要であると考えられる．ちなみに，リンパ管壁の平滑筋細胞が機能している時期つまりリンパ浮腫が発生する前，すなわちリンパ節摘除と同時におこなう予防的手術あるいは術後早期の手術はより効果的といわれている．

一方の脂肪吸引術は，全く違うアプローチながら，四肢の容量の正常に至るまでの減量という点では，非常に効果のある治療法である．ただし，術後の弾性ストッキング着用は生涯必須とされ，リンパの機能が改善したわけではないため，着用中断によりリンパ浮腫の状態も元に後戻りしてしまうという欠点がある．

リンパ節移植は，最近になって注目されてきた外科療法であり，諸外国では，乳房再建手術と同時に行えるという利点や，手技がリンパ管静脈吻合程技術的要求が高くないこと，保険適応が可能であるなど優位な点があり広まる傾向にある．ただし，リンパ節を採取した部位に新たなリンパ浮腫を引き起こす危険性があることや，移植されたリンパ節がどのようにしてリンパ浮腫を改善し得るかの十分な科学的証明がなされていないのが現状である．

ただし，形成外科医，血管外科医，腫瘍外科医を中心とした外科医達のリンパ浮腫に対する外科的療法への関心は年々高まっており，これまでの"リンパ浮腫は治らない"という考えから脱却し，今後はリンパ浮腫の"完治"を目指した早期診断・早期治療への取り組みが

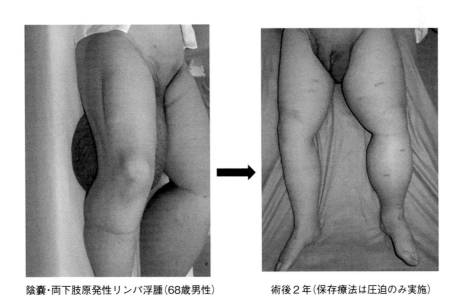

陰嚢・両下肢原発性リンパ浮腫（68歳男性）　　術後2年（保存療法は圧迫のみ実施）

図13-9　リンパ管細静脈吻合（LVA）術によるリンパ浮腫の治療効果例
両下肢全般，陰嚢，左精索内でLVA実施
（愛媛県立病院形成外科　浜田裕一先生提供）

促進されることであろう．リンパ浮腫の予防・治療も夢ではなく，今後の展開が期待される．

> **コラム**
>
> **誤引用されたチャールズ手術**[8]
>
> 　チャールズ手術は，リンパ浮腫の切除手術としてもっとも有名な手術方法である．足のリンパ浮腫に対して，皮膚と脂肪を完全に切除し，残った筋肉の上を植皮で覆うという非常に侵襲の大きな術式として外科の教科書に紹介されている．
>
> 　チャールズ卿はイギリスの外科医であり，インドへの遠征に軍医として従軍した際，現地でフィラリアによる陰嚢水腫の患者に多数遭遇した．当時の麻酔や止血手技は限られていたにもかかわらず，チャールズは陰嚢の付け根を縄で縛り付けることにより，余分な組織を切除し創を縫い合わせ，一部皮膚の足りない陰茎根部に植皮を行うという陰嚢浮腫の手術療法を 1901 年に報告した．リンパ浮腫に対する余剰組織の切除と植皮を組み合わせる手術は，後世になって下肢のリンパ浮腫の手術に応用されるようになり，何時しか，チャールズ手術と呼ばれるようになった．ただし，チャールズは下肢のリンパ浮腫にこの術式を施したのではなく，彼の名を冠した術式は誤引用と考えられている．

3. その他の新しい治療法

　最近の比較的新しい治療方法としてリンパ球動注療法がある．リンパ球動注療法とは，血液透析のように患者さんの血液をいったん体外へ導出して血液中のリンパ球だけを分離して取り出し，その後患肢の動脈たとえば下肢なら脚の付け根のところの動脈にそのリンパ球を注入して戻すという方法である．

　この治療法ではリンパ球の注入直後から患肢が柔らかくなり，自覚症状の改善が見受けられる．これは動注する免疫リンパ球によるマクロファージの賦活で蛋白分解作用が亢進され一時的な浮腫軽減の効果があるとされている．また同時に，賦活されたマクロファージにより産生される VEGFC のリンパ管増殖効果もある可能性が推測される．しかし，単独での効果や永続性がやや低いということと，患者さんの治療の負担が大きいという問題もあり，現在はリンパ漏や複合的理学療法単独での効果の少ない症例において僅かに実施されている状況である．

　また，薬物治療としてはリンパ管拡張剤や利尿剤・漢方薬などの使用が検討されてきているが，残念ながら単独での使用による薬剤効果は現在のところみられていない．リンパ管の圧迫・狭窄・閉塞によるリンパ流の阻害を改善するため，新たなリンパ排導路の確保が必要であり，リンパ管の新生・再生が期待される．近い将来，再生医学に関する一連の研究開発で，血管と同様にリンパ管増殖因子の発見・開発による新たな治療展開が予測される．

4. リンパ浮腫診療・治療の実態

一般に，リンパ浮腫についての情報は比較的知られることが少なく，2009 年現在で，約10 万人ともいわれており，最近の調査では，全国で年間約 1 万人が発症しているとされている（**図 13-10**）．また，乳がんや婦人科領域のがんの治療成績が向上し，がん生存患者（キャンサーサバイバー）の割合が増加するにつれ，今まで非顕在であった潜在的なリンパ浮腫患者数は今後も増加していくと考えられる．このような多くのリンパ浮腫の患者たちは，誰かに相談することもできず，倍近くも腫れ上った腕や脚をもてあまし，途方に暮れて生活してきている状況にある．リンパ浮腫の治療に対する知識を患者と医療従事者が共有することにより，患者や家族の肉体的，精神的苦痛を和らげ，日常生活動作や生活の質（QOL）の向上を図ることが大切である．

そんな中，2008 年春，リンパ浮腫患者にやっと朗報がもたらされた．それはリンパ浮腫発症の可能性の高い手術を行う患者に対するセルフケア指導が保険適応になり，さらに，浮腫の悪化防止目的で使用する圧迫衣が医療費給付の対象になったことである．このような社会の動きに対応して，医師，看護師や理学療法士など医療従事者達がリンパ浮腫ケアについての専門的知識や技術を習得し，リンパ浮腫外来を立ち上げたり，緩和ケア病棟の中でリンパ浮腫に対して積極的にケアを提供するようになってきていることは喜ばしいことである．

たとえば，「むくみ外来」*（大分県西別府病院）では，医師・看護師・理学療法士・管理栄養士達で構成されるリンパ浮腫治療チームによる 2 ～ 3 週間の入院治療も実施され，大きな効果をあげてきている．①入院治療は保険適応で，スキンケア，②マッサージによりリンパ液の流れを改善させるリンパ・ドレナージ，③弾性包帯・着衣などを装着し，浮腫改善維持を行う圧迫療法，④圧迫下での運動療法，の四つを組み合わせた複合療法を行った後，自宅

リンパ浮腫人口

全世界に1.4～2.5億　国内に10万人？

原発性（一次性）　先天性, 早発性, 晩発性

続発性（二次性）　全体の90%

		年間罹患数
1がんの手術・放射線治療	乳がん	60,000人
2静脈性	子宮・卵巣がん	22,000人
3フィラリア	前立腺がん	25,000人
4悪性腫瘍	直腸がんなど	10,000人

毎年, 10万人以上のがん患者＝「リンパ浮腫予備群」が生まれている？！

図13-10　リンパ浮腫人口
（『乳癌におけるリンパ浮腫』北村薫先生2014講演スライドより）

でのセルフケアが出来るようになるまで指導している．治療後の日常生活の注意点として，担当の唐原和秀医師（九州リンパ浮腫センター長）は，「スキンケアや日焼け防止を心掛け，塩分を取りすぎたり，温泉に長く入りすぎたりしないこと」などを呼び掛けている．さらに，リンパ浮腫認定看護師の宮本陽子氏（当副センター長）は長年の経験から，リンパ浮腫の見分け方として，「皮膚の厚さ，乾燥，色，温度の変化や腕・脚の太さの違いなど」をあげ，「肩の凝り，だるさ，包丁や鉛筆を握りにくい」など感じた時は医療機関に相談するよう奨めている．さらに，弾性包帯や着衣の使い方について，「大切なのは，患者個々の浮腫の状況に合った適切な物を使うことが重要」とアドバイスしている．

　これまで述べてきたように，リンパ浮腫は，乳癌・子宮癌・前立腺癌などの治療に伴い発症し，患者のQOLを著しく低下させる疾患である．一度発症すると完全な治癒が難しく，皮下組織の変化が始まった慢性期では症状が改善させることすら非常に難しい状況である．しかし，早期から適切なセルフケアを開始し継続して前述の保存的治療法を行えば，悪化を防ぎ良好な状態を維持できるし，ある程度の改善効果が得られる．スキンケアや運動療法は効果の検討が難しいが，患肢に繰り返す炎症や肥満が症状の悪化要因となるリンパ浮腫では，日常生活指導でスキンケアを心がけ，体重をコントロールにもすることにより悪化を防ぐことができる．にもかかわらず，リンパ浮腫についての病態や看護・介護方法についての十分な知識をもった医療従事者が少ないため，「がんが治っただけでも儲けもの，それぐらいは辛抱するように！」とか，「命にかかわるものではない」といった思いから，長い間治療の対象にされずにきた傾向が少なからずある．

　NPO日本医療リンパドレナージ協会（事務局：横浜市）によれば，リンパ浮腫治療保存療法は専門知識と技術を習得したセラピストにより安全に施されることが必須であることが検討された（第2回リンパ浮腫学術大会，2005）．本協会は近年，がんの外科的治療の後遺症としてリンパ浮腫の発症リスクが高まってきていることから，リンパ浮腫の保存的療法としての「医療リンパドレナージ」によるリンパ浮腫治療の重要性について社会の認識を高めること，専門知識と技術を備えた信頼のおけるセラピストを養成する必要があることから，2002年（平成14年）に治療方法や予防対策について調査研究することを目的として設立されたものである．ちなみに，この「医療リンパドレナージ」というのは，リンパ浮腫症状を改善する「複合的理学療法」の重要な過程で，徒手によって滞ったリンパ液を流す効果的なマッサージ療法のことをいう．「医療リンパドレナージ」の後は，弾性包帯やスリーブ・ストッキングを用いて圧迫を加え，より良い状態を保つものである．この療法は，専門知識と技術を習得したセラピストにより安全に実施されることが必要である．

　本協会では，全国のリンパ浮腫で悩んでいる人々が安心して受けられる治療環境づくりを目指し，患者や家族の肉体的，精神的苦痛を和らげ，日常生活動作や生活の質（QOL）の向上を支援することを目的としている．また，本協会では，これまで医療行為として専門的

な理論や厳しい実技および臨床研修を行い，患者が安心して治療を受けられる環境づくりを目指し，治療技術の質の高い協会認定資格のセラピストを育成してきている．

リンパ浮腫の診療では，いわゆる証拠に基づく医療（evidence based medicine, EBM）の実践が重要であり，臨床における臨床的問題（clinical questions, CQ）が何かを明確にする必要がある．そのCQに対して系統的で，適切な検索をすることが診療に役立ち，ひいては国内外，全体的なガイドライン（**図13-11**）につながっていくわけである．先にも述べたが，リンパ浮腫はその病態の発生原因に，がんの手術におけるリンパ節切除や，放射線治療などがあげられるので，現在，わが国（厚生労働省）においても，がん患者のリハビリテーション研修の一環でリンパ浮腫対応についても周知し，リンパ浮腫に対する指導管理などについての診療報酬で評価されている．今後も，リンパ浮腫対策を含めた総合的かつ計画的ながん対策推進が必要とされている．

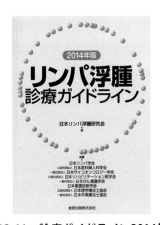

図13-11　診療ガイドライン2014年版
（日本リンパ浮腫研究会代表世話人，ナグモクリニック福岡院長北村薫編）

＊「**むくみ外来**」：浮腫外来（現国立病院機構西別府病院九州リンパ浮腫治療センター）

5. リンパ浮腫治療の新しい展開

わが国の日本リンパ学会に正式にリンパ浮腫に関する特別研究グループが発足したのは，2001年浜松で開催された第25回日本リンパ学会総会であった．リンパ浮腫の専門家を中心に，広く医療従事者や患者やその家族も含めてその悩みを話し合う画期的な会であり，近年は市民公開講座の形で続いている．

リンパ浮腫の発症のメカニズムを解明することが，リンパ学の中心的課題の一つであるが，その道はまだ遠い．上記研究グループの粘り強い提案により，診療報酬の改定や，リ

ンパ浮腫治療指導料の新設，サポーターなどの圧迫療法の保険適用などの認可に進んできているが，治療技術（リンパドレナージなど）そのものに対する保険適用がない．ちなみに，イギリス，フランス，ドイツでは保険適用，アメリカでも一部（「メディケア」）で保険対象となっている．

　2008年に発足（2009年法人化）した社団法人リンパ浮腫指導技能者養成協会（事務局：福岡市）は，圧迫療法に用いる弾性着衣や弾性包帯が医療費扱いとなる診療報酬の改定で新設された「リンパ浮腫指導管理料」の指導内容に基づき，地域や施設における格差のない至適治療，適切な診療・治療（患者指導）が実施されるよう医療環境の整備をしている．そのための定期的な「リンパ浮腫指導技能者養成講座」も実施されてきた．上記ヨーロッパ各国では，リンパ浮腫ケアを担うセラピスト（施術者）養成の対象はおもに看護師や理学療法士である．イギリスでは施術者に看護師が多いが，特徴的なのは，同等の解剖生理学の知識を習得し，一定のコースを受講し認定・登録されたものは施術できるというキャリア教育的形式があることである．わが国でも専門医師を初め，医療従事者の対象範囲，教育課程とその内容，資格認定などについて解決すべきさまざまな問題があるのが現状である．近い将来，リンパ浮腫ケアのエビデンスが明確に示され，多方面の医療従事者達のリンパ浮腫治療資格による一定レベルのリンパ浮腫ケアがどこでも提供されることにより，ヨーロッパ並みに保険適応が可能となることを強く願う次第である．

参考文献

1) 加藤逸夫（監修）：浮腫疾患に対する圧迫療法－複合理学療法による治療とケア．光文堂 2008.
2) 佐藤佳代子（編）：リンパ浮腫の治療とケア．医学書院，2010.
3) 2010 Consensus Document of the International Society of Lymphology: The diagnosis and treatment of peripheral lymphedema. Lymphology 46 : 1-11, 2013.
4) 小川佳宏：リンパ浮腫．フットケア学会誌，2014.
5) 佐藤佳代子：医療徒手リンパドレナージ．佐藤佳代子編，リンパ浮腫の治療とケア．第2版 医学書院，pp.63-70, 2010.
6) de Godoy, et al : Preliminary evaluation of a new, more simplified physiotherapy technique for lymphatic drainages. Lymphology 35 : 91-93, 2002.
7) 廣田彰男：リンパ動態学からみたリンパ浮腫．The Journal of Japanese College of Angiology 48 : 159-165, 2008.
8) Charles RH : The surgical technique and operative treatment of elephantiasis of the generative organs based on a series of 140 consecutive successful cases. Indian Medical Gazette 36 : 84-99. 1901.
9) Brorson H, Svensson H : Liposuction combined with controlled compression therapy reduces arm lymphedema more effectively than controlled compression therapy alone. Plast Reconstr Surg 102 : 1058-1067, 1998. discussion 1068.
10) O'Brien BM, et al : Microlymphaticovenous anastomoses for obstructive lymphedema. Plast Reconstr Surg 60 : 197-211, 1977.
11) Becker C, et al : Postmastectomy lymphedema: long-term results following microsurgical lymph node transplantation. Ann Surg 243 : 313-315, 2006.
12) Koshima I, et al : Ultrastructural observation of lymphatic vessels in lymphedema in human extremities. Plast Reconstr Surg 97 : 397-405, 1996.
13) Yamada Y : Studies on lymphatic venous anastomosis in lymphedema.Nagoya J Med Sci 32 : 1-21, 1969.
14) 光嶋　勲（編著）：リンパ浮腫のすべて．9外科的治療．永井書店，p143-203, 2011.

14章　がんとリンパ系

1. がんとリンパ管

　がん（悪性腫瘍）細胞は，腫瘍組織周囲や腫瘍内のリンパ管に侵入して，近くの所属リンパ節へ転移する．これをリンパ行性転移というが，がん細胞が途中リンパ管を経由して移動するので，臨床では一般によくがんのリンパ節転移といわれている．がんの終末は転移による死といえよう．たとえば，乳がんの死因のほとんどはリンパ節，肺，骨，脳などへの転移によるものである．

　がんとリンパ管新生に関してのこれまでの報告では，がん細胞の増殖・浸潤や転移にリンパ管新生の誘導が重要な役割を果たしているという[1]．著者らも大腸がん組織におけるリンパ管新生状況の観察で，しばしばがん組織周辺にがん細胞を含むリンパ管を認めており（図 14-1)[2]，がん組織内にリンパ管分布密度が高いほど，リンパ節転移がみられ予後が悪いという推察[3]は，診断の指標として興味深い．

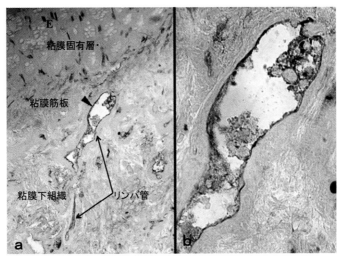

図14-1　直腸癌粘膜組織のリンパ管（5'-Nase染色標本）
a：低倍率像．b：a図の矢尻5'-Nase陽性リンパ管の拡大像．
多数の転移がん細胞と思われる細胞を含む（リンパ学加藤より引用）

がんの転移には二つの説がある．一つはがん細胞が脈管（血管またはリンパ管）に取り込まれ，その流れの方向にがんが広がっていくという，いわゆる "Anatomical and Mechanical 理論" である．他はある特性を持つがん細胞（seed）とそのがん細胞の転移を受けるべく特異な微小環境を保持した臓器・組織（soil）の両者の協調作用によりがんの転移が成立するという考え方である．前者はメモリアル・スローン・ケタリングがんセンターの病理医であったEwingによって提唱[4]されたもので，後者は19世紀イギリスの外科医S. Paget博士が，乳がんが骨に転移しやすいことから，"seed and soil 理論" を提唱[5]したものである．ほんとにがんの好きな組織があるのか，臓器から分泌されるケモカインによってがん細胞が遊走する，つまりがん転移に臓器特異性[6]があるとすると，それを取り持つのがリンパ管で，リンパ行性転移なのか，大変面白い考えである．がんが好んでリンパ管へ入り，移動するのか？　もしそうだとすれば，がん細胞とリンパ管内皮細胞との間に，特異的な相互作用があるのか？　興味ある疑問である．

まず一つは，がん細胞の方からリンパ管へ何らかの働きかけがあるのか？　たとえば，がん細胞自身かあるいは他の細胞からリンパ管内皮細胞増殖を誘引するリンパ管増殖因子（vascular endothelial growth factor C, D, VEGF-C, VEGF-D）を産生させ，リンパ管へ作用するのか？　という問題である．

がん細胞のリンパ節への転移には，まず組織にあるがん細胞が周囲のリンパ管へ侵入することがキーステップである．その機序はまだよくわかっていないが，がん細胞が偶発的に既存のリンパ管に侵入するというより，リンパ管を好んで，能動的に移動し侵入するのではないかと考えられる．

マウスのがん転移の実験モデルやヒト乳がんの症例などの最近の研究では，がんのリンパ節転移に伴い，リンパ節内のリンパ管の新生が誘導されることが観察されている．また，リンパ節転移を起こしやすい乳がんや前立腺がんでは，がん細胞がリンパ管増殖因子であるVEGF-CやVEGF-Dを産生することも報告さている．ヒトの悪性黒色腫では転移性腫瘍は非転移性腫瘍に比べて腫瘍周囲にリンパ管が多く分布していることも知られている．さらに，非小細胞肺がんで，VEGF-CとVEGFR3の発現は予後の悪化，生存率の低下と関連しているとい報告もある[7]．このことはリンパ節におけるリンパ管の新生がリンパ行性転移を促進する重要な機序であることを示唆しており，興味深い所見である．

もう一つは，リンパ管からのがん細胞への働きかけがあるか？　という問題である．つまり，リンパ管内皮細胞が何らかの因子を産生され，腫瘍細胞を増殖させたり誘引するのではないか，というものである．リンパ節転移を示すヒト悪性黒色腫細胞では，ヒトリンパ管内皮細胞が産生するサイトカイン（細胞増殖因子）の一種であるケモカイン（化学物質因子）CCR21に対するレセプターであるCCR7を発現し，CCR21に対してケモタキシス（化学物質趨勢）を示すことが報告されている．また，食道がんや頭頚部腫瘍のリンパ節転移でも同

様なメカニズムによるものと考えられている.

　がん細胞はよく知られているように，正常細胞とは異なり分裂・増殖が著しく，腫瘍塊を形成し，他の組織に転移するので悪性腫瘍と呼ばれている．がんの転移には大きく分けて三つの形式がある（**図14-2**）．一つはがん細胞がただ周りに広がっていく（浸潤する）形式つまり組織局所浸潤転移や腹膜・胸膜などの播種性転移である（後述）．ほかの二つは経路として腫瘍組織周囲や腫瘍内の血管を経由する血行性転移と，リンパ管に侵入して近くのリンパ節へ転移するリンパ行性転移である．がん細胞が途中リンパ節を経由して移動するので，臨床では一般によくがんのリンパ節転移と呼ばれている（**図14-3**）．がんの血行性転移の場合，がん細胞が周囲組織の血管の新生を促進し，それによりがん細胞の血管への浸入をたや

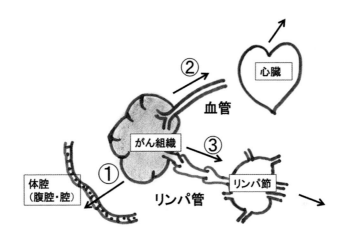

図14-2　悪性腫瘍（がん）の三つの転移形式

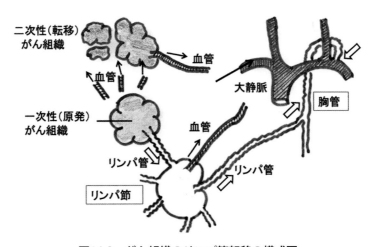

図14-3　がん組織のリンパ節転移の模式図

すくし，がんの転移が進展することはよく知られている．もしそうだとすれば，がん細胞とリンパ管内皮細胞との間に，明らかに特異的な相互作用がある可能性があり，たいへん興味深い問題となる．

> **コラム**
>
> ### 「がん」（「ガン」）と「癌」の名の起こり
>
> 「がん」「ガン」（英語 cancer，ドイツ語 Krebs）は正式には悪性腫瘍（malignant tumor）であり，「悪性新生物」（malignant neoplasm）と呼ばれている．漢字で書く「癌」は悪性腫瘍の中でも上皮性由来で「癌腫」（上皮性腫 carcinoma）を指す．一般に使われている「がん」「ガン」の漢字の「癌」は，江戸時代末期魔ではもっぱら「巖」の字が用いられていたという（小川鼎三著「医学用語の起こり」）．華岡青洲（1760～1835）が残した記録の表題も「乳巖治療録」や「乳巖姓名録」となっている．しかし，「がん」や「ガン」は漢字の「癌」とは同意ではない．
>
> 近年，「がん」は「癌」や「肉腫」（sarcoma：非上皮性腫）や「白血病」などの血液悪性腫瘍も含めた広義の意味に使われ，『がんセンター』など平仮名で表記されている．今日，「癌」の意味で使われている carcinoma という語を初めて用いたのは医学の父ヒポクラテスとされている．彼が古代ギリシャ語でカルキノス（carcinos）と称したのは「蟹」の意味であり，体表にできた（たとえば乳癌など）癌の外観がカニの甲羅のようにみえたからであるといわれている．
>
> ちなみに，現在用いられている腫瘍学 Oncology の onco とはローマ時代の医師ガレヌス（AD130～200）が初めて用いた onkos（腫れもの）という語からきているという．しかし，上記の「悪性腫瘍」の腫瘍の英語 tumor，ドイツ語 Tumor は，炎症の四徴候とされているラテン語発赤 rubor，硬化 colon，痛み dolor，腫張 tumor の tumor と同じであるが，単に「はれ」と同じではない．

2. 腹腔におけるがん転移

腹腔内に特有ながんの転移形式を専門的には腹膜播種性転移と呼ぶが，がんの原発巣から腹腔内へ遊離したがん細胞が腹腔面に着床し増殖してリンパ管へ入り転移する（図 14-4）．その機序は大変興味深く，多くの研究がなされ注目されている．腹腔にある腸間膜で構成されている大網には乳斑（milky spots）と呼ばれるリンパ組織がある（p.88, 6章4項）．この大網乳斑（omental milky spots）にはリンパ管が分布し，腹腔内の異物や出血による赤血球等の有形粒子など吸収される．腹膜は発生上，中胚葉由来の中皮細胞層で覆われているが，乳斑部は中皮細胞が完全に被っていないので，抵抗性が弱いところでは腹腔内の物質や細胞が通過しやすくなっている．そのような箇所では腹水中で塊をなしているがん細胞なども浸潤しやすい．さらに，腹腔のがん細胞が他の場所に転移する経路として，横隔膜の中皮直下にあるリンパ管が考えられる．

また，腹膜からがん細胞がまるで種を播くようによく飛散（播種性転移，腹膜播種 図

14-5）部位の一つとして，直腸子宮窩（ダグラス Douglas 窩）の腹膜が重要な領域としてあげられる．この領域に播種が生じやすい理由は，ダグラス窩が腹腔で一番低い位置にあるので，重力に関連してがん性腹水が溜まりやすいことである．

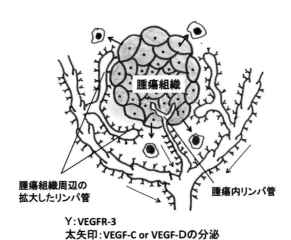

Y：VEGFR-3
太矢印：VEGF-C or VEGF-Dの分泌

図14-4　腫瘍組織におけるリンパ管新生の模式図
細矢印：リンパ管を経由しての腫瘍の拡大（流れ）

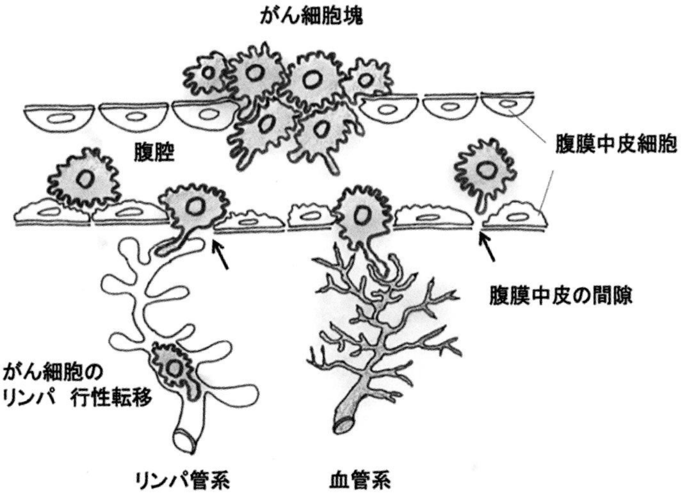

図14-5　腹腔内がん細胞のリンパ行性転移（腹膜播種）の模式図

コラム

へそとがん転移の関係

　19世紀後半マリージョセフ修道女は，手術助手としての業務をミネソタ州のセントマリー病院（現在のメーヨークリニックの前身）で勤めていた．彼女は，注意深く患者を観察し，へそに硬いもしくは潰瘍を形成する結節を生じた患者の生命予後が著しく悪いことに気付いた．彼女の発見は，メーヨークリニック創始者の一人，ウィリアム・メーヨー医師の注意を引き，当初は，パンツ・ボタン兆候として報告された．

　後に，マリーのみつけた兆候は，腹腔癌（胃，卵巣，子宮，大腸・直腸，すい臓）の広範囲転移に伴うものであることが医学的に証明された．この兆候を示す患者の中には，体調を損ねていない者も多く，がん発見に有用な体表からの観察所見とされている．その後次第に，マリーの名前を取って，腹腔癌のへそへの皮膚浸潤は，シスターマリージョセフ結節と呼ばれるようになった．

　さらに，この話には後日談があり，晩年になってマリーは，自分にもへそのわきに結節ができ，長年一緒に働いたウィリアム・メーヨー医師を訪れ，自分が悪性腫瘍に冒されていることを診断してもらったと，伝えられてる．彼女は，82歳で生涯を閉じ，メーヨークリニックのあるロチェスターの墓地に永眠された．

3. がんの転移とリンパ節

　がんがリンパ流に乗って広がることは18世紀頃から認識されており，19世紀後半になり，ウイルヒョウVirchowによって臓器のリンパ流域に属するいわゆる所属リンパ節の免疫防御器官としての重要性が提唱された．20世紀にはいり，微小ながんの塊りがリンパ流に乗って転移する際，「がんがどこまで転移しているか」を知ることが，リンパ節の摘出の範囲を決めるてがかりとなり，がんの外科的治療法として極めて重要なことである．がんがリンパ節に転移する際，最初に転移するリンパ節あるいは最も転移しやすいリンパ節があり，それ

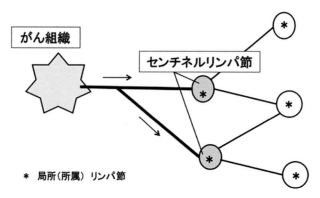

図14-6　センチネル（見張り役）リンパ節の概念
定義：がん組織からリンパ管へ浸入したがん細胞が最初に到達するリンパ節．

が転移診断の上で大切であることが注目された．1939年グレイGrayらはすでに最初に転移を生じるあるいは最も転移しやすいリンパ節があることを指摘した[8]．1959年ゴールドGouldは，このようなリンパ節にセンチネルリンパ節 sentinel node（SN）の名称を付して，がんの局所転移として注目されてきた[9]（**図14-6**）．外科的治療上，できるだけ所属リンパ節の摘出（郭清）による侵襲を少なく（低侵襲治療）するために，センチネルリンパ節の転移状態に基づいてリンパ節摘出の適否を判断することが提唱された．1977年にカバナスCabanasは，陰茎がんにリンパ管造影を用いて，陰茎からのリンパの流れが常に鼠径部内側のセンチネルリンパ節につながることを証明し，センチネルリンパ節生検の概念を提唱した[10]．1992年に，モートンMortonらは悪性黒色腫の術中リンパ節転移診断に初めてこの方法を応用した[11]．彼らは報告を契機として，乳がんや悪性黒色腫における臨床研究が開始され，現在このSN理論が適応しうるか，大規模な臨床試験がなされている．SN理論の適応についてはまず各臓器のリンパ流（7章参照）の特徴が問題である．たとえば，頭頸部領域ではリンパ流は複雑で変化に富み，複数の所属リンパ節にまたがることも多々あり，大血管や主要神経の近くにリンパ節が位置する場合や顔面にリンパ節が位置する場合，技術的にセンチネルリンパ節の採取が困難な場合もある．なお，SN理論に基づくこの手術は sentinel node navigation surgery（SNNS）（さしずめ，センチネルリンパ節探索外科手術）と呼ばれており，癌治療の低侵襲化を可能にするため，近年，腫瘍外科領域での臨床応用を目的とした研究が急速に，精力的に展開されてきている．

ちなみに，センチネルリンパ節のセンチネル sentinel とは，前哨，歩哨，見張るという意味で，がんの最初の微小転移を見張っていることで，さしずめ"前哨リンパ節"あるいは"見張りリンパ節"[12]とも訳される．しかし，「最初の」ということは「ただ一つの」ということ

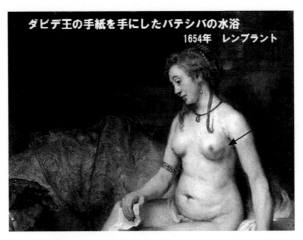

図14-7　絵画にみる乳がん（矢印）？　　　　（北村薫先生提供）

を連想させ，誤解を招きやすいので，現在は正確にはがんから「直接の」リンパ流を受ける「一つないし数個の」のリンパ節と定義されている．

　乳がんは女性がもっともかかりやすい悪性腫瘍で，古くから知られ（**図 14-7**），その頻度はアメリカでは8人に一人の割合で婦人は生涯に罹患するとされ，非常に高い．臨床的に乳

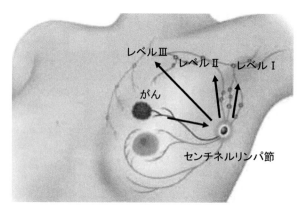

図14-8　乳房の所属リンパ節－センチネルリンパ節
（北村薫先生提供）

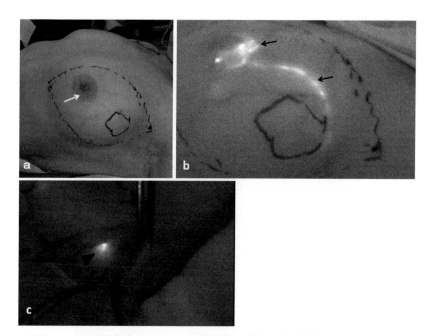

図14-9　ICG蛍光法によるリンパ管・リンパ節の造影検査
a：乳房（乳輪）皮下へのICG蛍光色素の注射（矢印）
b：近赤外線観察カメラによる皮下リンパ管（矢印）の皮膚表面からの蛍光映像
c：深部のリンパ節（矢頭）の蛍光映像（皮膚脊切開）
（大分県厚生連鶴見病院　藤吉健児，藤富豊先生提供）

がんと他のがんの違いは，1）進行がゆっくりなので，どこで治療を受けるか迷う時間があること，2）手術のでき映えが自分にも他人にもみえること，3）手術のでき映えは施設によってかなり異なること，などがあげられている[13]．乳房の所属リンパ節のうち，がん細胞が最初に転移するのがセンチネルリンパ節（**図 14-8**）で，がん細胞はそこからさらに近くの所属リンパ節に転移し拡がっていく．**図 14-9** および**口絵 14** には乳がんにおいて，ICG 蛍光色素法によるセンチネルリンパ節の検出の手術例が示されている．

"見張りリンパ節"となれば，がんの転異を能動的に監視しているようなイメージがあるが，実際にはがんを呼び寄せるサイトカインのような物質を出して積極的にがんの転移を待ち受けているわけではない．がんのリンパ行性転移はがん組織周辺におけるリンパ管網の構築とリンパの流れに関するもので，必ずしもがん組織に最も近いリンパ節にがん細胞が最初に転移するとは限らず，少し離れたところのリンパ節へスキップして遠隔転移するものもある．

4. センチネルリンパ節の検出

乳がんの手術の場合，センチネルリンパ節転移診断に基づいて腋窩リンパ節の郭清を省略するなど個別化縮小手術が実施されている．問題は，"そのセンチネルリンパ節をどのようにして知るか"である．要はその診断技術（センチネルリンパ節生検）が重要となるわけである．それは，手術の際，薬剤を患部に注入し，薬剤が最初に流れ着くリンパ節を取り出して，組織切片を調べ検定する方法である．薬剤として，1993 年クラグ Krag は放射性コロイド物質（放射性同位元素：RI 法）[14]を，1994 年ジュリアーノ Giuliano などは色素[15]を用いている．リンパ管やリンパ節における生体環境とトレーサー粒子の動態解明，さらに最適なトレーサー粒子の開発と微小リンパ節転移の検出法とその臨床的意義，トレーサーをどの部分に注射するのが解剖学的に正しいのかなど，リンパ学における基礎研究の重要性が再認識され，本法の臨床応用に向けてさらなる検討が進行中である．

ここで断わっておかなければならないことは，センチネルリンパ節コンセプトが成り立つためにはがん細胞がトレーサーとしての粒子と同じ動きをするかどうかという本質的な問題がある．細胞と粒子の両方が同じリンパ流に乗ってリンパ管の移動すると仮定すれば，結果として同じリンパ節が到達点となることにはなんら不思議はない．しかし，がん細胞によるリンパ管の新生あるいは閉鎖が，リンパ流の変化や，がん細胞自身の接着や能動的な動きやそれらの移動に影響する可能性もある．また，リンパ節の組織構造は年齢・人種や体の部位によっても異なるようであるので，形態的な差異がリンパ動態やフィルター作用機能にどの程度反映するかは不明であり，リンパ節の組織差も無視できない．

がんの終末では胸水や腹水がそれぞれ胸膜腔や腹腔に貯留する．現在のところ有効的な治

療法がなく，医療従事者は苦しむ患者を前に苦闘している状況である．一日も早い，有効な早期診断や治療法が開発されることが望まれる次第である．胸膜や腹膜にあるリンパ管小孔へのがんの転移ががん細胞の体腔への遊走に寄与している可能性が報告されている．

また，がん細胞は，胸管が首の付け根のところの静脈に繋がり，リンパ液が流入する部位（静脈角）付近にあるリンパ節（ウイルヒョウリンパ節）に転移し，胸管の終末部を狭窄あるいは閉塞を起こすと，体腔液の貯留を助長する．

リンパ節へ移行してきた腫瘍細胞がそこで死滅するか増殖せず周囲の細胞と共存しているなら個体（宿主）に対する影響は少ない．しかし，一度リンパ節転移が成り立つと，がん細胞は輸出リンパ管より放出されてリンパ系に拡散する．リンパ節への転移はがんの病期進行を判断するうえで極めて重要である．さらに，患者の予後を評価する上で，原発病巣から所属リンパ節を超えて離れた部位（臓器）へのいわゆる遠隔転移の有無が問題となる．

ではなぜセンチネルリンパ節でがん転移を食い止められないのであろうか？ 誰もがそう願うところである．センチネルリンパ節における局所免疫の状態は，つまり原発巣から送りこまれた"刺客"（がん細胞）と宿主リンパ節とのバトルなのである．所属リンパ節を超えてこのバトルが必ずしもがんによる全身性の免疫抑制を反映しているわけではないが，がん細胞がセンチネルリンパ節の局所免疫を抑制するメカニズムを解明するには重要である．

センチネルリンパ節の微小転移の分子マーカーの開発が目指されているなか，興味ある報告がある．リンパ管の内皮細胞を培養し，そこに転移性の高い乳がん細胞の培養上清を加えて培養リンパ管内皮細胞を刺激すると，その内皮細胞表面の膜タンパクである細胞接着分子の発現が高まる．続いて，そこに乳がん細胞を入れるとの内皮細胞への接着が確認される．このことは転移性の高いがん細胞からはリンパ管内皮細胞の細胞接着分子の発現への働きかけがあり，がん細胞が選択的にリンパ管内皮細胞に接着し積極的に寄り集まり易い環境がつくられ，微小がん転移が成立する可能性が示唆される．

どの程度の悪性腫瘍でこのようなことが起こり転移に至るかということが問題であるが，複数の分子が相乗的に悪性腫瘍に対して働き，転移を促進している可能性がある．悪性腫瘍の転移の機序を明らかにすることは，がん治療の大きな問題であるので，特定なケモカインの組み合わせやその作用機序を同定することは抗転移療法の開発につながるものとして極めて重要である．

5. センチネルリンパ節の概念

上述のように，がんが最初に附近のリンパ節に転移するという現象を，センチネルリンパ節という仮説に基づいた概念として，センチネルリンパ節理論（sentinel node concept, SN理論）という．これまで腫瘍外科医の多くは，原発巣とリンパ節の一括切除（en bloc, 切

除）をがん手術の基本的としてきた．しかし，近年放射線医学において，リンパ・シンチグラフィーによるマッピング（mapping）技術が開発され，CT造影剤を組織（腫瘍部）に注入して，途中のリンパ管経路とリンパ流を直接受けるリンパ節を真のセンチネルリンパ節と同定されている．

　さらに，腫瘍外科学では乳がんや悪性黒色腫などの際，がんの転移を知るため，標識物によるリンパ流の観察がなされた．いち早くセンチネルリンパ節を探して摘出し病理組織検査を行うこと（リンパ節生検）ががんの一般的診断・治療技術となってきて，早期のがんを扱う頻度が高くなり，がん根治手術の基盤が再検討されている．この考え方に従えば，がんの外科手術において，センチネルリンパ節に転移がみられなければ，不要なリンパ節切除（郭清）を回避し，手術の侵襲を大幅に軽減すること（縮小手術）が可能になるわけである．近年ではすでに乳がんや悪性黒色腫では，センチネルリンパ節以外のリンパ節郭清を不要とするセンチネルリンパ節探索外科（SNNS）が臨床の場で行われている．本法の適応には，1）色素や造影剤などの標識物質（トレーサー）の局部のがん組織への注射技術，2）リンパ節生検の手技（pick up法），3）術中の迅速ながん細胞の病理診断などが必要である．

　センチネルリンパ節手術の適応範囲を広げるには，臨床試験を通して今後，センチネルリンパ節検索の精度や安全性の検証など解決すべき課題がある．ともかく，低浸襲性と根治性を兼ねたテーラーメイド手術（個別化縮小手術）として今後の普及が期待される．

　ところで話しに水を指すようであるが，リンパ流はリンパ管を流れ，途中流れをせき止め濾過する関所「リンパ節」に達するが，マクロ的に太いリンパ管がしばしば食道壁から突然出現しリンパ節を介することなく近くの胸管へ注いでいる症例が報告されている．忽那の3原則（p.61，4章参照）に反してリンパ節を通らないリンパの流れがあるとすれば，このような臓器にはセンチネルリンパ節の概念には当てはまらないわけで，今後の一つの問題であり，研究課題となる．

　また，がん細胞の転移が，近くのリンパ節に起こらず，スキップして少し離れたリンパ節に起こることもある．たとえば，原発性肺がんで，肺門リンパ節に転移を認めず，少し離れた縦隔リンパ節に転移をきたすいわゆる遠隔転移の例である．この場合は当然センチネルリンパ節生検の適応外となるわけである．興味深いのは，食道がんにおける跳躍転移例ではがん腫が壁内を通過し壁外にはそれほど浸潤していないため，連続転移例に比べて，手術療法に適し逆に予後良好であるということである．

　乳がんの手術の場合，センチネルリンパ節転移診断に基づいて腋窩リンパ節の郭清を省略するなど個別化縮小手術が実施されている．問題はその腫瘍外科医が，"そのセンチネルリンパ節をどのようにして知るか"，その診断技術とともにリンパの流れすなわちリンパ管とリンパ節の関係をよく理解することが重要となるわけである．

6. センチネルリンパ節とがん治療

　がんの転移は，子宮頸がんの侵襲場合では子宮の周囲の骨盤内リンパ節に，子宮体がんでは骨盤内と上部の大動脈周辺の傍大動脈リンパ節に，さらに卵巣がんでも傍大動脈リンパ節に起こるので，これらのリンパ節切除（郭清）がされる．しかし，傍大動脈のリンパ節まで切除することは手術の侵襲による下肢の浮腫などの後遺症が増す恐れがあり問題を残している．このような症例では，センチネルリンパ節生検によりセンチネルリンパ節探索外科手術もがん治療法の一つの選択となる．しかし，一方では，リンパ路が複雑で，いわゆる"跳躍転移"もあるし，リンパ節生検でトレーサー（標識）として用いた色素やRI粒子はがんを特異的に認識できるか，さら生検診断の精度にも限界があるようである．要は，がんの根治を高めるには，浮腫や運動障害を起こさないように，リンパ節切除に万全を記すことが大切である．下肢リンパ浮腫発症の予防術として大腿鼠径上リンパ節温存法が報告されている．

　リンパ節へ移行してきた腫瘍細胞がそこで死滅するか増殖せず周囲の細胞と共存しているなら個体（宿主）に対する影響は少ないであろう．誰もがセンチネルリンパ節でのがん転移の阻止を願うところであるが，なぜ，リンパ節でがんを食い止められないのであろうか？センチネルリンパ節における局所免疫は，原発巣から送りこまれた"刺客"（がん細胞）とがん細胞が浸入したリンパ節とのバトルの状態にあるわけである．所属リンパ節内でのがん細胞のこのようなバトル勝利が，必ずしもがんによる全身性の免疫抑制を反映しているわけではない．がん細胞がどのようにしてセンチネルリンパ節の局所免疫を抑制するかを知ることは，がんのリンパ節転移の機序を解明するために極めて重要と思われる．

　リンパ節への転移の有無はがんの病期進行を判断するうえで極めて重要である．さらに，患者の予後を評価する上で，原発病巣から所属リンパ節を超えて離れた部位（臓器）へのいわゆる遠隔転移の有無が問題となる．

　がんのリンパ節転移は臨床的に古くから知られている頻度の高いがん転移形式であるが，そのメカニズムは未だ不明である．今後，多くのがんで，センチネルリンパ節理論の概念の臓器別の妥当性が臨床試験によって客観的に証明され，センチネルリンパ節生検による治療の個別化が実践されることが期待される．それにより，がんのリンパ節転移形成を解明する手がかりが得られ，診断と治療の新たな進展が得られることであろう．

参考文献

1) Thiele W, et al : Tumor-induced lymphangiogenesis : A target for cancer therapy? J Biotechnol 41 : 1-18, 2006.
2) 加藤征治：腸管壁リンパ管の微細分布と新生・発生．リンパ学 29 : 52-58, 2006.
3) Gao P, et al : Lymphatic vessel density as a prognestic indicator for patients with stage 1 cervical carcinoma. Hum Pathol 37 : 719-825, 2006.
4) Ewing J. Neoplastic Diseases : A Textbook on Tumors (4th edition). WB Saunders PA USA (1928).

5) Paget S : The distribution of secondary growth in cancer of the breast. Cancer Metastasis Rev 8 : 98-101, 1989.
6) Muller A, et al : Involvement of chemokine receptors in breast cancer metastasis. Nature 410 : 50-56, 2001.
7) Arinaga M, et al : Clinical significant of vascular endothelial growth factor C and vascular endothelial growth factor receptor 3 in patients with nonsmall cell lung carcinoma. Cancer 97 : 457-464, 2003.
8) Gray JH : The relation of lymphatic vessels to the spread of cancer. Br J Surg 26 : 464-495, 1939.
9) Gould EA, et al : Observation on a "sentinel node" in cancer of the parotid. Cancer 13 : 77-78, 1960.
10) Cabanas RM : An approach for the treatment of penile carcinoma. Cancer 39 : 456-466, 1977.
11) Morton DL, et al : Technical details of intraoperative lymphatic mapping for early stage melanoma. Arch Surg 127 : 392-399, 1992.
12) 井本　滋, 他：Sentinel node biopsy（見張りリンパ節）の試み. 乳癌の臨床 14 : 491-494, 1999.
13) 北村　薫：たたかうおっぱい. 乳腺外科医と女たちの日々. 西田書店, 2014.
14) Krag DN, et al : Surgical resection and radiolocalization of the sentinel lymph node in breast cancer using a gamma probe. Surg Oncol 2 : 335-339, 1993.
15) Giuliano AE, et al : Lymphatic mapping and sentinel lymphadenectomy for breast cancer. Ann Surg 220 : 391-401, 1994.

日本語索引

（①五十音順に分類し，カタカナ，ひらがな，漢字の順に配列した．②漢字は同一漢字をまとめ，頭初の文字の読みの単音，複音の順とし，さらにその中では画数の少ない文字の順に配列した．）

あ

アクチン 19
アセチルコリンエステラーゼ 122
アデノイド 133
アデノシン 53
アデノシン一リン酸（AMP） 50
アポトーシス 128
アルカリ性フォスファターゼ 49
アルブミン 15
アレルギー反応 146
アンギオポエチン2 .... 53, 56
悪性リンパ腫 151, 152
悪性黒色腫 180, 185

い

インドシアニングリーン 162
医範提綱 34
胃 102
移植免疫 125
一酸化窒素 69
咽頭扁桃 113
陰窩 134
陰核 112
陰茎 113
陰囊 113
陰囊水腫 114
陰部リンパ叢 112

え

エコノミー症候群 148
エデーマ 145
エンドトキシン 17
遠隔転移 187, 189, 190
遠心説 71

お

オウトタキシン 141
黄体 114
横隔胸膜 98
横隔膜 91

か

カタラーゼ 49, 53
下肢静脈瘤 168
化学物質因子 180
化学物質趨勢 180
加墨汁硝酸銀水局所動脈注入法 46
過酸化水素水 4, 47, 49
芽球化 126
開放血管系 77, 78
解観大意 34
解臓図賦 34
解体新書 32, 33, 34
解体約図 33
外側リンパ本幹 77

角質層	82
核磁気共鳴	160
滑膜	93
滑膜細胞	93, 94
間質液	10, 69
関節腔	93, 94
関節包	93
眼窩	118, 120
癌性腹膜炎	92

き

気管	98
気管旁リンパ節	98
起始リンパ管	17, 23, 91, 92, 94, 104, 112
基底膜	19, 21
求心説	72, 73
嗅神経	96
嗅神経鞘	118
胸管	13, 28, 34
胸水	92, 151
胸水腫	98
胸膜	125, 127, 129
胸膜低形成	130
筋ポンプ	66, 68, 86
筋ポンプ作用	148

く

クモ膜下腔	14, 15, 118
クモ膜絨毛	120
クモ膜顆粒	118, 119
クリプトパッチ	134
グリソン鞘	107
グロブリン	15, 17

け

ケモカイン	180
ケモタキシス	180
系統発生	62, 63, 77
係留フィラメント	21
経絡	120
血液循環	17

血液循環説	17
血管芽細胞	71
血管周囲腔	130
血管新生	71
血管内皮増殖因子	75
血漿	10
血小板凝集	58
血清	15
血リンパ管	77
原発性リンパ浮腫	150

こ

ゴードン・リサーチ・カンファランス	39
コレストキニン	105
コロイドカーボン液	46
口蓋扁桃	133
口腔領域	99
甲状腺	109
後毛細血管細静脈	140
高内皮細静脈	140
喉頭	97
硬膜下腔	14
硬膜外リンパ系	118
酵素組織化学染色	48
膠質浸透圧差	12
膠様組織	101
国際解剖学用語	11
国際リンパ学会議	38
骨髄	125
骨迷路	122

さ

サイトカイン	180
細菌感染	146
細胞外液	9
細胞増殖因子	180
細胞性免疫	125
細胞内液	9
細胞分裂促進剤	126
細網細胞	14, 15, 138
細網線維	138

し

子宮	112
子宮広間膜	112
刺激伝導系	96
脂肪吸引術	171
視神経鞘	118, 120, 121
歯周組織	100
歯髄	100
篩状斑	14, 92, 119
耳管	29
自発性収縮	65, 68
主要組織適合抗原複合体	128
終末リンパ管	23
集合リンパ管	18, 23, 68, 86, 94
集合リンパ小節	133
縦隔胸膜	98
小葉間結合組織	86
漿膜管	31
上大静脈	31
静脈角	61, 63, 77, 78
静脈血栓塞栓症	148
静脈内皮細胞	74
食道	101
心室中隔	96
神経周膜	119, 120
神経叢	122
深リンパ管	64, 87
深部静脈血栓症	168
鍼灸（針灸）	120
人工リンパ節	143
腎小体	57, 58
腎臓	110

す

スキンケア	175
ストローマ細胞	128, 143
水量置換	157
膵臓	6, 108
膵島	108
髄液	117

せ

ゼブラフィッシュ	4, 74, 78, 79
センチネルリンパ節	7, 69, 143, 159, 185
センチネルリンパ節コンセプト	187
センチネルリンパ節生検	187, 190
センチネルリンパ節探索外科	185, 189
センチネルリンパ節理論	188, 190
生体防御機構	65
生体防御機能	89
精管	113
精巣	113
静水圧差	12
赤外線カメラ	162
赤脾髄	132
浅リンパ管	64, 87
穿刺注入	96
穿刺注入法	46, 48
腺様増殖	133
線維素	15
線維素原	15
前駆細胞	79
前哨リンパ節	185
前大静脈	31
前立腺	113
前リンパ管通液路	14
蠕動運動	67

そ

組織液	12, 166
組織間隙	12, 145, 166
総蛋白量	15
象皮症	153
蔵志	32
側副行路	152, 154
続発性リンパ浮腫	150

た

ターヘル・アナトミア	32, 33, 34
体液性免疫	125
体節	81
大網	93
大網乳斑	88, 182

大網リンパ組織	89
胆嚢ヒダ	107
弾性ストッキング	168
弾性包帯	175

ち

チュブリン	19
チロシンナーゼ受容体	75
遅延型アレルギー反応	125
腟	112
腟前庭	112
中耳真珠腫	122
中心リンパ管	11, 104, 105
中胚葉	71
中皮下リンパ管系	92
虫垂	135
腸絨毛	5, 86, 104, 105
超音波エコー	158
直腸子宮窩（ダグラス窩）	92, 93, 183

て

L-テトラミラゾール	50
テーラーメイド手術	189
ディッセ腔	107

と

トマトレクチン	6
トロンビン	17
徒手的リンパドレナージ	166

な

内皮細胞	18, 21

に

二次小節	137
日本リンパ学会	39
乳がん	185, 187
乳頭筋	96
乳斑	89, 182
乳び	11, 33, 34
乳び管	18, 26, 27, 34
乳び槽	28, 29
乳び腹水	151
尿管	111
尿道	111

ぬ

ヌードマウス	129
5′-ヌクレオチダーゼ	49, 53

ね

ネクローシス	128
粘膜免疫	133, 137

の

ノックアウト・マウス	58, 76
脳室	118
脳脊髄液	9, 117
脳脊髄液減少症	119

は

パテント青	161
肺癌	98
胚中心	137, 138
白脾髄	132
半月弁	65
反回神経	26, 28

ひ

ヒアルロン酸	55
ヒアルロン酸受容体 CD44	55
皮膚リンパ管逆流	150
皮膚逆流現象	163

被膜	138
被膜下洞	139
脾柱	132
脾門	132
鼻粘膜	96
左静脈角	64, 95

ふ

フィブリノゲン	15
フィブリン	15, 17
フタロシアニン青	53
プロスタグランジン	76
浮腫	145
副腎	110
腹水	91, 92, 151
腹膜－血液関門	92
腹膜播種	89, 92
複合的理学療法	7, 165, 170

へ

ペースメーカー（歩調とり）	67
ヘリカルCT	159
閉鎖血管系	17, 18, 77, 78
辺縁洞	139
変温動物	82
扁桃	134

ほ

ポドプラニン	53, 57, 76
ホメオボックス転写因子	56
ポンプ作用	13
保存的複合リンパ浮腫治療法	165
放射性同位元素	160
蜂窩織炎	146, 149, 154
傍リンパ管通液路	14
傍神経浸潤	119
傍静脈通液路	14
傍直腸リンパ節	112
傍腟リンパ節	112
膀胱	111

ま

| マイクロ注入法 | 47 |
| マクロファージ | 161 |

み

ミオシン	19
見張りリンパ節	185
右静脈角	95
水持ち蛙	81
脈管外通液路	14, 36, 58, 92, 119
脈管形成	71
脈絡叢	118, 120

む

| むくみ | 145 |
| 無胸腺症 | 130 |

め

| 免疫担当細胞 | 127, 138 |

も

モナストラル青	51, 53
モノクローナル抗体	54, 143
毛細リンパ管	13, 17, 23, 68, 86, 94
門	139

ゆ

| 輸出リンパ管 | 130, 142 |
| 輸入リンパ管 | 130, 142 |

よ

| 幼若化 | 126 |
| 用手的リンパドレナージ | 68, 166 |

ら

ラ・スペコーラ	42
卵管	112
卵巣	112
卵胞	114

り

リガンド	54, 75
リンパシンチグラフィー	160
リンパ・ドレナージ	175
リンパドレナージ法	16
リンパドレナージ療法	168
リンパ液	95
リンパ管炎	150, 154
リンパ管細静脈吻合術	171
リンパ管腫	152
リンパ管小孔	91, 92
リンパ管新生	74, 76
リンパ管静脈吻合術	37, 171
リンパ管造影	161
リンパ管内皮細胞	47, 49, 53, 57, 74
リンパ管発生	74
リンパ管分節（リンファンギオン）	3, 65, 81, 161
リンパ球ホーミング	142
リンパ腫	152
リンパ漿	10
リンパ小節	137
リンパ心臓	65, 79, 83
リンパ節移植術	171
リンパ節炎	137, 138
リンパ節切除（郭清）	143, 151, 189, 190
リンパ節転移	179, 180, 190
リンパ節内リンパ管造影	162
リンパ島	74
リンパ洞	65, 76, 81, 39, 76, 81, 139
リンパ嚢	73
リンパ微小循環系	130
リンパ浮腫	146
症状	155
診断	155
スキンケア	166
治療	165
評価	157
リンパ分水嶺	62, 167
リンパ本幹	23, 61, 63
リンパ輸送	17
リンパ漏	147, 149
リンパ濾胞	137

る

類洞	107

ろ

ロングフライト血栓症	148
濾胞	110

外国語索引

A

absorbent vessels 113
adenosine 53
AMP 50
anchoring filament 21
Ang-25 6
angiogenesis 71
angiopoetin 2 53
apoptosis 128
appendix 135
ATP 69
autotaxin 141

B

blastgenesis 126
blood circulation 17
bone marrow 125

C

CD4 128
CD8 128
CD31 55
centrifugal theory 71
centripetal theory 72
cerebrospinal fluid hypovolemia 119
CLEC-2（C-type lectin-like receptor 2）.... 57
clinical questions（CQ）........................... 177
collecting lymphatic vessels（lymphatics）..... 23
colloidal carbon supension 46
complete decongestive therapy（CDT）...... 165
cryptopatch 134
CT（computed tomography）................... 159

D

D2-40 57
deep lymphatic vessels 87
dermal backflow 150, 163

E

edema 145
elastic stockings 168
eNOS 69
evidence based medicine（EBM）........... 177
external fluid ....

F

FRG 46

G

Gordon Research Conference 39
Glisson 鞘 107

H

high endothelial venule（HEV）.............. 140
hilus 140

I

ICAM-1 69
indocyanine green（ICG）........................ 162
initial lymphatics 23

I

intensive complex physical therapy 165
internal fluid 9
International Society of Lymphology（ISL）........... 38
interstitial space 145
intranodal lymphangiography 162

K

knockout mouse 58

L

L-tetramisole 50
ligand 54
lymph drainage 17
lymph heart 79
lymph nodes 137
lymph nodule 137
lymph trunks 23
Lympha 10
lymphangiogenesis 74
lymphangioma 152
lymphangion 65, 81, 161
lymphatic capillaries 23
lymphatic island 74
lymphatic stoma 91
lymphatic vesse 31, 111, 113
lymphatico-venular or lymphvenous anastomosis
　　（LVA）... 171
lymphedema 146
lymphoid follicle 137
lymphvasculogenesis 74
LYVE-1 .... 2, 6, 55, 97

M

macula cribriformis 92
malignant lymphoma 152
manual lymph drainage（MLD）........................... 166
MHC 128
milky spots 182
Monastral blue 53

MRI（magnetic resonance imaging）..................... 160

N

5′-Nase 組織化学法 1, 5, 49, 90
5′-Nase-ALP 酵素二重染色 50
necrosis 128
NO 69
5′-nucleocidase 53
nude mouse 129

O

omental milky spots 88, 182
omentum-assosiated lymphoid tissue 89

P

P.N.A 11
Patent blue V 161
perineural invasion 119
Photodynamic Eye（PDE）................................... 162
Phtalocyanine blue BN 53
Phytohemagglutinin（PHA）................................ 126
podoplanin 53, 57
post capillary venule（PCV）............................... 140
prostaglandin 76
Prox1 .... 55, 56, 76

Q

quality of life（QOL）.................................... 147, 165

R

rejuvenasence 126

S

secondary nodule 137
SEM 反射電子像 51

sentinel node concept（SN）理論 188	vasculogenesis 71
sentinel node navigation surgery（SNNS） 185	VEGF 受容体ファミリー 54
sentinel node（SN） 143, 185	VEGF-C 75
SNNS 189	VEGFR1 53
space of Dise 107	VEGFR3 .... 75, 76
superficial lymphatic vessels 87	Vena alba thoracis 29
	Vena cava cranialis（JNA） 31
	Vena cava superior（PNA） 31

T

T cell receptor（TCR） 128
terminal lymphatics 23
thymus 125, 127, 129
tonsil 134

W

water-holding frog 81

V

Vasa glandularum serosa 31
Vasa lymphatica 11, 31
vascular endothelial growth factor（VEGF） 75
vascular endothelial growth factor C，D，VEGF-C，
　VEGF-D 180
vascular endothelial growth factor receptor 153

X

X 線 CT スキャン 159

Z

Zebrafish 79

人名索引

(人名と人名を冠した語をまとめた)

アウエルバッハ (Auerbach) 筋層間神経叢 121
アセリウス (Asellius G) 26
アリストテレス (Aristoteles) 25
アリタロ (Alitalo K) 75
ウイルヒョウ (Virchow) 184
　　リンパ節 188
　　リンパ節転移 143
ヴェサリウス (Vesalius A) 26
エウスタキオ (Eustachio B) 29
　　管 29
エラシストラトス (Erasistratus) 12, 26
オブライエン (O'Brien) 37
オリバー (Oliver) 76
オルゼウスキー (Olszewski) 68
カバナス (Cabanas) 185
ガレノス (Galenos C) 26, 28, 35
カンプマイヤー (Kampmeir) 73
キンモンス (Kinmonth) 37
クラグ (Krag) 187
グリソン (Glisson) 鞘 107
クルックシャンク (Cruikshank W) 43
クルムス (Kulmus) 34
グレイ (Gray) 185
ゲール管 33
ゲロータ (Gerota) 49
　　法 35, 45, 49
コーティス (Courtice) 37
コーマック (Cormack) 159
ゴールド (Gould) 185
サピー (Sappey PC) 45
サビン (Sabin F) 72
ジュリアーノ (Giuliano) 187
ジョリフェ (Jolyfe) 29
スターリング (Starling) 12

セノウ (Thenow) 65
ダグラス (Douglas) 窩 92, 93, 183
チャールズ手術 174
デイッセ (Dise) 腔 107
ドリンカー (Drinker) 37
ヌック (Nuck A) 43
ハーヴェイ (Harvey W) 17, 71
パイエル (Peyer) 板 134
ハウンズフィールド (Hounsfield) 159
パジェット (Paget S) 180
バルテルス (Bartels P) 46
バルトリン (Bartholinus T) 25, 29
ハンター (Hunter W) 17
ハンチントン (Huntington) 73
ヒポクラテス (Hippocrates) 11, 12, 25
ペクエ (Pecquet J) 29
ベスリングス (Veslingius J) 27
ヘッケル (Haekel E) 78
ホーン (Horne J) 29
ホジキン (Hodgkin) リンパ腫 152
マスカーニ (Mascagni P) 43, 88, 105
マリヌス (Marinus) 26
マルピギー (Malpighi M) 17
マンスフィールド (Mansfield) 160
ミスリン (Mislin) 65
ミュラー (Muller J) 79
モートン (Morton) 185
ユーイング (Ewing) 180
ヨフィー (Yoffy) 37
ラウターバー (Lauterbur) 160
ランゲルハンス島 108
ルイシェ (Ruysch F) 29
ルードベック (Rudbeck O) 31
レイノー現象 154

索引

ワルダイエルリンパ（Waldeyer）咽頭輪 133
麻田剛立 33
足立文太郎 35
池田冬蔵 34
井上通夫 36
宇田川玄真 34
大槻玄沢 34
大橋俊夫 39
岡田慶夫 38
小田野直武 33
木原卓三郎 14, 35, 85
小谷正彦 26, 38, 77, 81, 113
忽那将愛 36, 61
進藤篤一 36
杉田玄白 32
関清 39
建部清庵 35
中川淳庵 33
西　満正 39
西丸和義 37
波多野貫道 33
船岡省吾 36
前野良沢 33
三浦安貞（梅園） 33, 35
光嶋勲 172
山田行男 37, 172

新しいリンパ学

2015年2月20日　第1版第1刷　ⓒ

著　　者	加藤征治　KATO, Seiji
	須網博夫　SUAMI, Hiroo
発 行 者	市井輝和
発 行 所	株式会社金芳堂
	〒606-8425 京都市左京区鹿ヶ谷西寺ノ前町 34 番地
	振替　01030-1-15605
	電話　075-751-1111(代)
	http://www.kinpodo-pub.co.jp/
組　　版	HATA
印　　刷	株式会社サンエムカラー
製　　本	有限会社清水製本所

落丁・乱丁本は直接小社へお送りください．お取替え致します．

Printed in Japan
ISBN978-4-7653-1625-5

JCOPY <(社)出版者著作権管理機構　委託出版物>
本書の無断複写は著作権法上での例外を除き禁じられています．複写される場合は，そのつど事前に，(社)出版者著作権管理機構(電話 03-3513-6969, FAX 03-3513-6979, e-mail: info@jcopy.or.jp)の許諾を得てください．

●本書のコピー，スキャン，デジタル化等の無断複製は著作権法上での例外を除き禁じられています．本書を代行業者等の第三者に依頼してスキャンやデジタル化することは，たとえ個人や家庭内の利用でも著作権法違反です．

Microcirculation

Immunology   Oncology

株式会社 金芳堂
Medical Tribune Group